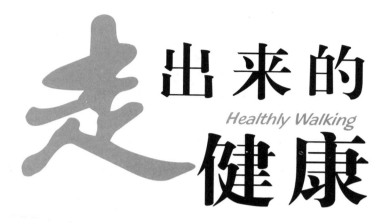

走出来的
健康

Healthly Walking

冯欣源◎著

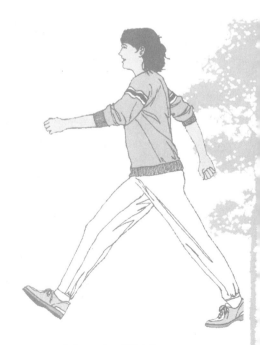

重庆出版集团 重庆出版社

图书在版编目（CIP）数据

走出来的健康 / 冯欣源著. —重庆：重庆出版社，2014.5
ISBN 978-7-229-07571-2

Ⅰ. ①走... Ⅱ. ①冯... Ⅲ. ①步行—健身运动—基本知识 Ⅳ. ①R161.1

中国版本图书馆 CIP 数据核字（2014）第 023864 号

走出来的健康
ZOUCHULAI DE JIANKANG

冯欣源 著

出 版 人：罗小卫
责任编辑：王 梅 刘 喆
责任校对：杨 婧
装帧设计：重庆出版集团艺术设计有限公司·陈 永

重庆出版集团
重庆出版社 出版

重庆长江二路 205 号 邮政编码：400016 http://www.cqph.com
重庆出版集团艺术设计有限公司制版
重庆升光电力印务有限公司印刷
重庆出版集团图书发行有限公司发行
E-MAIL:fxchu@cqph.com 邮购电话:023-68809452

全国新华书店经销

开本:700mm × 1 000mm 1/16 印张:13 字数:140 千
2014 年 5 月第 1 版 2014 年 5 月第 1 次印刷
ISBN 978-7-229-07571-2
定价:28.00 元

如有印装质量问题，请向本集团图书发行有限公司调换:023-68706683

走出健康一生

人只有获得了健康，才能获得最有品质的生活。而强健体魄、良好体质，取决于多种因素，如先天发育、饮食结构、医疗保健、生活环境、运动锻炼等等。俗话说："药补不如食补，食补不如锻炼。"可见运动保健正是取得健康最为简便易行、最为有效，且最为经济的方法。

美国当代心脏病权威怀特说："对人类生命最大的威胁，不是交通事故，而是以车代步。"他研究比较了乘车上班族与健走二十分钟上班的人，结果发现，后者心电图上缺血性异常的发生率比前者少三分之一。因此，他呼吁人们不要太过于依赖汽车，而忘记了健走。

"铁不炼不成钢，人不活动不健康"，虽然这个道理谁都懂，然而在今日现代化的都市丛林里，为了适应快节奏的生活，出租车、私家车迅速增多,加上公交车与地铁的便利性,人们健走的时间已日益减少。科学家研究自然界动物寿命发现,野兔平均能活十五年,而缺乏运动的家兔却只能活四至五年,这其间的差异原因何在,不问可知。由于大众化体育设施和个人运动习惯的缺乏,让很多都市人无可避免地罹患上"都市常见病":体态发胖、疲劳乏力、神经衰弱。

现代人的形体结构和智慧,可以说是在漫长悠悠岁月中"走"出来的,而健走虽然是人类最基本的动作,但其健康养生效果绝对不是高尔夫球、保龄球、游泳所能代替的。现代人全身三分之二的肌肉都集中在腰部以下,臀部、小腿和脚等用于健走的肌肉特别发达,以适度有力的步伐(每小时五至六公里的速度)走上半个小时左右,每周走上个五六次,你也许不会立即感受到它的好处,但从长远来看,有规律的健走不仅可以保健、瘦身,还能够预防诸多疾病,实在是有百利而无一害。

所以,从汽车和地铁上下来,开始健康的健走人生吧!

目 录

CONTENTS

Keep Walking

第一章

健走的奇迹

健身，无处不在

健走受到那么多人的欢迎，是因为健走实在有非常多的好处：健走可以健身，增进人体器官的功能，长期且适度的健走，可以降低人体血压和血液黏稠度，能强健心肌，减少血栓的发生。

健走还可以运动全身骨骼系统，活动关节，拉伸肌腱，减少骨质疏松的发生和延缓骨骼退化。

健走也可以收紧小腿、大腿、脚部及臀部，锻炼肩部、上背部、胸部和手部的肌肉，达到美体塑身的作用。

最简单的有氧运动

健走是最安全、最简便、最经济的有氧代谢运动，是人们（尤其是中老年人）的最佳选择；也是非常容易做的运动，每个人都可依据自己的时间来安排每天运动的时段，也可以根据自己身体的实际情况来调整运动量的大小，走累了、爬不动了，可以坐下来休息一会儿，然后再继续。

虽然健走看起来是两腿的运动,但实际上是一种全方位的运动方式。当你健走时会运用到身体 80% 的肌肉,因为在两腿摆动的同时,上肢也在做平衡运动,以保持身体的稳定,所以不会像某些运动只能锻炼到某一部分的肌肉。而且健走是以自然的方式锻炼肌肉,从力学角度来说,不容易感觉疲惫。另外,四肢运动可以使全身血液循环加快,从而使呼吸、心跳加快,让心肺功能得到加强。

不过需要注意的是,人体肌肉是透过弯曲、伸直来保持平衡,进而达到运动效果的,所以,如果驼着背或拖着脚健走,运动效果可是几乎为零哦!

无污染的绿色健身

2006 年 4 月的《大气环境》月刊刊登了英国伦敦帝国学院和巴克斯顿健康安全实验室科学家的研究报告,指出在所有外出行进的方式中,健走遭受到的污染最小,是最健康的选择。

由于交通工具的大量使用,使得大气中布满了对人体有害的超微颗粒(指由交通工具释放出来直径小于 100 纳米的微粒,这种微粒的体积小,但曲面面积却相对较大,容易被人体过量吸收,危害人体健康),研究人员分别针对人们常用的五种外出行进交通方式进行了研究,结果发现在健走时,吸入的每立方厘米的大气中约含有 5 000 个超微颗粒,而坐大巴士时,超微颗粒的含量是每立方厘米约 108 000 个,骑自行车约 8 000 个,乘私家车约 4 000 个和乘出租车约 95 000 个。

　　你一定也没有想到,健走这种直接暴露在空气中的方式却是最健康的。由于大气是流动的,而在大气中,具有可以净化超微颗粒的物质,但交通工具由于长期运行和封闭的环境造成了超微颗粒的聚集,所以健走接触的超微颗粒反而是最少的。

最经济的健身方式

　　为了健康,现代人往往会特地找时间去健身。不管是跳爵士舞或拉丁舞,还是练瑜伽,或打高尔夫球……都需要花钱、买装备、找场地,可以说是花钱买健康。但是,简单的健走,只需要一双合适的鞋子和一条舒适的步道就可以进行了。而且,健走为身体带来的好处,可不比跳舞、做瑜伽、打高尔夫球少。

可随时进行的健身运动

　　当你抱怨找不到好的场所和适宜的运动方法时,不如试试健走。

　　健走可以说是人一生中最早学会的技能之一,只要学会了健走,每天就走个不停。而楼梯更是无所不在,无论是过街天桥的楼梯,还是住家和办公室的楼梯,只要你愿意,绝对不受时间和空间的限制。

　　健走几乎是人人都能进行的运动,没有运动危险,体质、年龄不限,而且还不需要任何器械辅助，只需一双合适的鞋，实在是相当经济实惠的一项运动。此外，健走也可以适应你的每日生活步调，只要有时间，都可以进行。

　　散步健身，适合各种年龄的人，特别是对年龄较大的脑力劳动者来说，帮助更大。因为他们身体条件较差，肌肉软弱无力，关节迟钝不灵活，所以更适合采用这种简单、轻快、柔和且有效的运动方式。

　　　　简单的健走，只需要一双合适的鞋子和一条舒适的步道就可以进行了。而且，健走为身体带来的好处，可不比跳舞、做瑜伽、打高尔夫球少。

健走，势在必行

....

健走养生，中国早已有的观念

健身虽然是现代社会的概念，但健走可以保健的观念却不是现代社会才有的。

中国传统中医并不十分赞成跑步健身的方式，但对于健走却极力推崇。《黄帝内经》中就说过："夜卧早起，广步于庭，披发缓行。"这里的"广步"就是散步的意思，提醒人们早晨起床后如果能去庭院里去走一走，绝对有利于身体健康。而且俗话也说"饭后百步走，活到九十九""没事常健走，不用进药铺"，历代的养生家们更一致认为"百炼不如一走"。

《黄帝内经》上还说明了，最高明的医生是在你"健康"时，就能告诉你可能会罹患什么病，现在就该注意了；较好的医生则能治疗即将发生的疾病；而一般的医生只能治疗已经发生的疾病。

有规律性的健走可增加人头脑、心脏、胃肠、肺部、背部、骨骼、膝盖、腿等身体各部位的健康程度，具有保健及医疗的功能，俨然是一个高明医生的作用，难怪百年前中国就有"百炼走为先"、"走为百炼之祖"的说法，一个人的脚力强弱，是可以反映出身体好坏的啊！

散步健身的方法在我国已有了悠久的历史，是一种人们所喜爱而又简便易行的健身方法。中医学告诉我们，联系五脏的足部经脉都源于足底，而健走能激发五脏六腑的机能和活力，使呼吸、循环、消化系统和新陈代谢功能得到增强，进而提高免疫力，促进病体恢复。透过闲散和缓的行走，四肢自然而协调的动作，可使全身关节、筋骨得到适度的运动，再加上轻松畅达的情绪，便能使人气血流通、经络畅达、利关节而养筋骨、畅神志而益五脏。持之以恒，则能身体强壮、延年益寿。

健走，全球性的风潮

每天清晨，在社区、公园和马路上总能看见许多健走者的身影，其中不乏上班族。健走之所以被冠以"绿色有氧运动"的时尚之名，绝对有其意义。

世界卫生组织早在1992年就明确指出，世界上最好的运动之一就是健走。

健走是既简便易行，又不需花钱的健身运动，所以健走在全球已蔚然成风。

在欧洲，健走运动、徒步旅行日益成为现代人的生活时尚，有些人甚至喜欢在雨中散步，享受清新的空气和有"空气维生素"之称的负氧离子。俄罗斯生物力学家们还对现代人健走风格进行了研究，认为健走时要提臀抬腿、全脚掌着地、抬头和伸展肩部，这种弹性健走法是最为理想的健走模式。

据估计，美国现在平均每四个人中就有一人参与健走运动，他们每周至少做二至三次健走运动，以达到瘦身的目的。仅在北美洲，目前有记录的，就有 8 000 万人参加了健走运动。日本人则提倡"日行万步"，有些公司甚至给健走的职员奖励。现在，许多日本人上下班都会健走三到五公里，真可谓"安步当车"了。

在中国台湾，有许多团体戮力不懈地推广健走活动，其中最具代表性的，便是由纪政女士所发起并带领的"希望基金会"，其宗旨即在"有健康才有希望"的观念下，推动世界公认最完美的运动"健走"，力促更多民众养成规律运动以常保健康。"希望基金会"每年均举办很多大型健走活动，并发行"百万聚乐步季刊"，且与国际性健走组织相结合。

可不要以为健走运动都是私人为了自身健康而自发开展，其实有很多政府也在大力提倡。在美国科罗拉多州，很多看板上就写着"你离健康还有两千步""美国在行动，为了健康而行走"的字样，科罗拉多州政府还动员了电视台、学校、社区等机构，进行健康理念的推广，比如科罗拉多大学里面，在很多醒目的位置都已不再悬挂学校的校训，而是挂上了这样的标语："你今天健走两千步、少摄入一百卡路里了吗？"

健走早已成为大众健身运动，深受人们的欢迎，那你也开始健走了吗？

联系五脏的足部经脉都源于足底，而健走能激发五脏六腑的机能和活力，使呼吸、循环、消化系统和新陈代谢功能得到增强，进而提高免疫力，促进病体恢复。

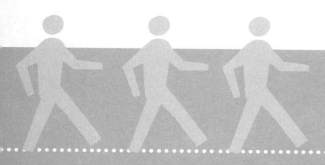

Keeping Walking

第二章

最基本的健康保障

最坚实的防病屏障

健走是人最基本的运动方式,也是最佳的运动方式之一。

健走能利用身体各部分的肌肉群做长时间、连续不断、有节奏又最简单的有氧运动。有氧运动是不太剧烈的耐久性运动,能保证体内有充足的氧气供应。经常进行有氧运动,能有效改善心、肺与血管的功能。

持续健走可以训练身体各部位,诸如心脏、肺、血液运输系统等各组织器官,能较快地、有效地利用氧,提高血液输出量,使得只需要较少的心脏搏动次数,就能使身体各部位得到有效的氧供应。

走出来的免疫力

天气一变化,就有很多人生病,这是因为他们的免疫力低下。

人们通常把人体对外来侵袭、识别和排除异物的抵抗力称为"免疫力"。人体内的免疫系统是由免疫器官及免疫细胞所组成,不仅能抵御外来细菌和其他有害物质的侵袭,还能消除体内衰老、死亡、恶化或突变的细胞,以保持机体的健康。

人体的免疫力在相当程度上取决于遗传基因，但环境的影响也很大，如饮食、睡眠、运动、压力等。对于一些防不胜防的致病因素，唯有拥有强壮的免疫系统及战胜疾病的能力，健康才能有保障。可以说，身体自有的"免疫系统"是在为健康把关，因此，免疫力与每个人的健康息息相关，有助于人体抵抗疾病的发生。

而健走是增强免疫系统最简便的方法之一。

运动可以增加组织细胞的活动量，促进新陈代谢，并增加免疫细胞及抗体的数量，很好地调节人体的免疫功能，提高机体的抗病能力，以抵抗外来的病菌侵袭。通常，坚持每天运动三十至四十五分钟，免疫细胞的数量即可增加，抵抗力也会相应提高。如果运动量太小，则不足以达到调节免疫功能的效果。

然而，运动并不是越多越好，如果运动过度，则会导致免疫功能的抑制，因为长时间高强度的运动，会降低淋巴细胞的浓度，抑制自然杀伤细胞的活性，从而降低身体对外来的细菌及病毒的抵抗力，无形间就会增加上呼吸道等疾病的感染率，甚至有可能诱发一些潜在疾病。

健走甩掉体内垃圾

体内垃圾指的是体内毒素，即人体内的有害物质。人的体内毒素主要分为"外源毒素"和"内生毒素"两种。

"外源毒素"指外在环境污染带来的有害物质，如空气污染（汽车排放的废气、工业废气、尘埃等）、水污染（工业及生活污水等）、食品污染（农药、化肥、食品加工等）、化学药品的毒副作用、病原微生物（细菌、病毒等）这些环境中的有害物质透过饮食、呼吸等不同途径进入人体后，聚集起来就会毒害我们的机体健康。

"内生毒素"指的是人体内糖、蛋白质、脂肪在代谢过程中产生的废物，经不断堆积所产生的有害物质，这些有害物质主要的有乳酸、酮酸、尿酸、自由基等，还有体内的多余脂肪、老旧坏死细胞、癌细胞等。

体内垃圾在体内主要的存在方式及对人体的影响

存在方式	对人体的影响
自由基	自由基是对人体危害最大的内生毒素。它是人体内氧化反应的产物，它们源源不断地产生，又不停地参与到人体的各种生理和病理过程中去，不仅损害人体内的蛋白质、脂肪、DNA、RNA 等，更可能导致细胞癌变或死亡。
宿便	人的肠道绵长且有很多褶皱，许多残余的废物很容易留在肠道褶皱内，无法及时排出体外，就形成了宿便。中医认为，宿便中所含有的毒素是万病之源，而西医则认为，人体内脂肪、糖、蛋白质等物质新陈代谢产生的废物和肠道内食物残渣腐败后的产物是体内毒素的主要来源。由此可见，不管怎样，宿便都是疾病的元凶。宿便在人体内停留的时间一长，其中的毒素便可能被肠道所吸收，进而危害人体健康。如果粪便产生后，不能在十二至二十四小时内排出，就会在肠道内腐烂变质，成为细菌滋生的温床。所以，宿便在体内停留时间越长，对人体危害也就越大。

续表

存在方式	对人体的影响
胆固醇	人体内的胆固醇绝大部分是由肝脏制造,其余一小部分则是从食物中摄取。胆固醇是人体发育过程中不可缺少的物质。分为 LDL(低密度脂蛋白)和 HDL(高密度脂蛋白)。HDL 对人体是无害的,而 LDL 则对人体危害极大。当人体摄入的 LDL 过多时,就会沉积在血管壁上,使血管逐渐变窄,从而导致高血压和心血管闭塞,严重时会发展成心脏病和动脉硬化等病症。
脂肪	由于人们经常会吃一些含有过高脂肪的食物,加上运动量又少,而且时常忘记给体内补充水分,这样就很容易导致血液黏稠。随着黏度增高、变稠,血液流动的速度也会随之减慢,造成大量脂质沉积在血管内壁,使血管变窄,血液的流动更加缓慢,若各个器官供氧不足,将导致人头昏、困倦、记忆力减退等。日积月累,一旦开始步入中年或老年时,这些平时沉积的脂肪块与衰老脱落的细胞、细胞碎屑聚集在一起,这便成了人们常听说的血栓。血栓会阻塞血管,使依赖该血管供血的组织缺血,严重的将引起脑栓塞、栓塞性脉管炎、心肌梗死等病症。

这些有害物质,在正常情况下,人体都有能力加以化解和排除,以维持机体的健康。一旦平衡被打破,体内毒素得不到及时清除而不断累积,人体则进入亚健康状态,进而引发多种疾病。

健走可以加大肺活量,使呼吸加深、加速,从而加快肺部的吐故纳新。健走时耗氧量一增加,新陈代谢速度即加快,身体的热量随即也增加,因此借由出汗,来带走身体所产生的多余热量,而出汗又能将体内的毒素排泄出体外。出汗后体内水分减少,血管内的水分也相应减少,血浆渗透压即增加,进而刺激渴中枢使机体有饮水的需求,机体饮水后,便会加快泌尿系统及肠道毒素的清除。

正所谓"流水不腐"，如果人体代谢及毒物清除速度加快，就不会像一潭死水一般藏污纳垢，而会像山中汩汩的清泉一样，时时刻刻保持鲜活的生命力！

所以，平时要定期健走或做适当的有氧运动，以利于出汗，减少体内毒物的积存。运动前还可以喝点淡盐开水，以增加出汗量。

对于一些防不胜防的致病因素，唯有拥有强壮的免疫系统及战胜疾病的能力，健康才能有保障。而健走是增强免疫系统最简便的方法之一。

健走对疾病的保健作用

【内分泌系统疾病】

代谢症候群

代谢症候群又称"胰岛素抵抗症候群"，是指在同一患者身上出现多种代谢紊乱的现象。其临床特点是：肥胖、血脂异常、高血糖和高血压四方面合并出现。

代谢症候群包括：向心性肥胖、糖代谢异常、第Ⅱ型糖尿病、脂代谢紊乱（如高三酸甘油酯血症）、高密度脂蛋白降低、高尿酸血症、高血压、微量白蛋白尿、冠心病、多囊卵巢症候群等。

医学研究发现，患有代谢症候群的人，发生糖尿病和心血管疾病的危险性高于一般人群，动脉粥样硬化病变的严重程度也高于一般人群，糖尿病与心血管疾病并存时，心脑血管事件发生率更高。

而在美国糖尿病协会第五十六届科学年会上，许多专家提出：运动锻炼是目前可供选择的、医治代谢症候群的"最佳药物"。因为运动疗法的调节，对胰岛素抵抗相关的细胞信号传导途径紊乱，可以达到显著的干预作用，并在预防第Ⅱ型糖尿病和心血管疾病方面具有显著的效力。坚持运动锻炼，可使第Ⅱ型糖尿病发生的危险性降低25%，心脏病发生危险性降低50%。

代谢症候群属于生活方式疾病，治疗的基本策略是：以改善胰岛素抵抗为基础，对心血管危险因素进行全面性防治，包括生活方式干预、饮食控制和运动治疗，无效时才考虑药物治疗。饮食控制和运动疗法应作为长期干预的基础措施，最终目标是减轻体重、降低胰岛素抵抗、减轻高胰岛素血症、改善脂代谢异常血症和高凝状态，以减少第Ⅱ型糖尿病和心血管病的发生，以及死亡的危险性。

糖尿病

糖尿病是一个古老的疾病。公元前四百年，我国最早的医书《黄帝内经》中的《素问篇》及《灵枢篇》就记载过"消渴症"此一病名。汉代名医张仲景《金匮要略》的消渴篇对"三多"症状亦有记载。唐朝初年，我国著名医家甄立言首先指出，消渴症患者的小便是甜的，在夏、秋两季，患者的小便有时会招来苍蝇，所以消渴症就又叫做"糖尿病"。

糖尿病是由于遗传和环境因素相互作用,引起胰岛素绝对或相对分泌不足,以及靶组织细胞对胰岛素敏感性降低,引起蛋白质、脂肪、水和电解质等一系列代谢紊乱症候群,其中以高血糖为主要标志。临床典型病例可出现多尿、多饮、多食、消瘦等表现,即"三多一少"症状。

糖尿病是现代人最常见的慢性病之一,随着人们生活水平的提高,人口老龄化及肥胖发生率的增加,糖尿病的发病率已呈逐年上升的趋势。

许多糖尿病患者(尤其是老年人)患病后往往窝在家"养"病,认为运动会使血糖升高,加重病情,其实这是错误的认识。医学研究指出,每日两次,每次散步三十分钟,是治疗糖尿病的"良药"。

葡萄糖是维持肌肉运动的"燃料",饮食中的葡萄糖最终进入血液里循环,血糖测试就是测量血中的葡萄糖浓度。另一方面,肌肉之中也含有大量的葡萄糖,只不过是以糖原(glycogen,又称做肝糖)的形式储存起来,当需要能量时,这些糖原就会分解成葡萄糖进入血液。

当刚开始运动时,机体以肌糖原和肝糖原中的葡萄糖为"燃料",当这些储备快用完时,肌肉就会摄入血中的葡萄糖供自己使用。因此,运动过程中血糖水平逐渐下降,运动结束后,肌体又在肌细胞及肝脏中储存葡萄糖,这时血糖又会降低,并持续至运动后数小时。

除了直接影响血糖值外,运动还可以影响胰岛素的效果。医学研究已经证实,机体每天吸收的胰岛素量是不同的,同样的,运动也会影响胰岛素的吸收。通过促进全身血液的流动,运动会使注射到体内的胰岛素更快地发挥作用。如果从胳膊或腿这些参与运动的部位注入胰岛素，运动时就能促进胰岛素的吸收。

同时，通过适当的、长期不懈的运动，可以使肥胖患者减轻体重，对胰岛素的敏感性增强，胰岛素的需要量便能相对减少，而有助于稳定病情；对于轻型糖尿病患者，还可以改善末梢组织对糖的利用，从而使血糖下降。据观察，长期坚持运动疗法，能增强体质，有效防止血管并发症（尤其对防止动脉硬化病变）。在改善代谢紊乱的同时，末梢神经纤维随着运动也得到改善，对防止神经损害有相当大的作用。

很多实验证实，健走活动是预防糖尿病的最好方式之一，对糖尿病前期病症——糖耐量减退的大型研究也得到相同的结论。研究者采用运动感受器测量受试者的能量总消耗，然后了解参加的是什么运动项目。使研究者感到惊奇的是，能量消耗最大的人并不是高强度的运动者，而是那些健走、散步或其他"中等量运动"者。强烈的运动往往因为时间短暂，能量总消耗反而较低。

林口长庚医院的杨昆德教授与其研究团队发现，第 II 型糖尿病患者都有长期的炎症反应，做中等强度的运动时就可以看到抑制发炎的效果。不过激烈的运动反而会促进炎症症状加剧造成其他问题。当然，健走是连续低强度且较慢动作的运动，可加强平衡心脏与肺功能。且研究也显示，健走对人体免疫系统确实大有益处。

通过长期的实验观察，专家认为：每天进行一至三次，每次持续二十至三十分钟轻松、愉快的散步运动，对一些控制饮食而不需依赖胰岛素,和虽然需少量胰岛素但病情能得到明显控制的糖尿病人,是非常有益的。有益的散步对糖尿病人来说,不能理解为单纯的减肥运动,而是具有药理学方面的意义。也就是说,让糖尿病患者每天"服"两次这种每次三十分钟的"散步药丸",就能产生相应的医疗效果。

因此,运动对于糖尿病人来说,就像看病吃药一样,十分必要。运动疗法作为糖尿病的基础治疗措施之一是早已被证实的,而诸如健走、散步等运动还可预防糖尿病并使糖耐量减退者受益的报导,则已成为医学界的热点新闻之一。

高血压

世界卫生组织(WHO)建议使用的血压标准是:在未用抗高血压药情况下,收缩压应大于或等于 140 毫米汞柱,和/或舒张压大于或等于 90 毫米汞柱;按血压水准,将高血压分为一、二、三级。收缩压大于或等于 140 毫米汞柱和舒张压小于 90 毫米汞柱,列为单纯性收缩期高血压。患者既往有高血压史,目前正在用抗高血压药,血压虽然低于 140 / 90 毫米汞柱,亦应该诊断为高血压。诊断高血压时,必须多次测量血压,仅一次血压升高者尚不能确诊,必须随时观察。

高血压是以体循环动脉压升高为主要表现的临床症候群,分为"原发性高血压"和"继发性高血压",在高血压患者中,前者占 95%以上,后者不足 5%。

高血压是世界上最常见的心血管疾病,常引起心、脑、肾等脏器的并发症,严重危害着人类的健康,因此提高对高血压疾病的认识,对早期预防、及时治疗有其重要的意义。

关于高血压患病率的规则

- 高血压患病率与年龄呈正比。
- 女性更年期前患病率低于男性,更年期后高于男性。
- 有地域差异。一般规律是:高纬度(寒冷)地区高于低纬度(温暖)地区;高海拔地区高于低海拔地区。
- 同一人群有季节差异,冬季患病率高于夏季。
- 与饮食习惯有关。平均盐和饱和脂肪摄入越高,血压水平就越高。经常大量饮酒者,血压水平高于不饮或少饮者。
- 与经济文化发展水平呈正相关。经济文化落后的"未开化"地区很少有高血压,而经济文化越发达,平均血压水平越高。
- 患病率与人群肥胖程度和精神压力呈正相关,而与体力活动水平呈负相关。
- 高血压有一定的遗传基础。直系亲属(尤其是父母及亲生子女之间)血压有明显相关。不同种族和民族之间,血压有一定的群体差异。

高血压患者在进行运动时应注意以下几点:

1.运动疗法只适于轻、中度高血压及临界高血压,重度高血压患者在血压没得到有效控制时,不宜做运动锻炼,以免发生严重并发症。

2.具体运动方式可根据个人条件作选择,运动强度、时间和频度也应该因人而异,量力而行,以运动后不感到明显疲劳为度。

3.运动一定要循序渐进,运动量应逐渐加大,而不要一开始即达预定量,也不能无限或突然加大运动量。

4.运动贵在坚持,一定要持之以恒,才能获得预期的疗效。

血脂异常

血脂异常系指血浆中脂质浓度超过正常范围。由于血浆中脂质大部分与血浆中蛋白质结合。

血脂包括类脂质及脂肪,类脂质主要是磷脂、糖脂、固醇及类固醇;脂肪主要是三酸甘油酯。

血脂异常的主要危害是导致动脉粥样硬化,进而导致众多的相关疾病,其中最常见的致命性疾病就是冠心病。另外一种,则是由严重乳糜微粒血症所导致的急性胰腺炎。

血脂异常对身体的损害是隐匿、逐渐、进行性和全身性的,它的直接损害是加速全身动脉粥样硬化,因为全身的重要器官都要依靠动脉供血、供氧,一旦动脉被粥样斑块堵塞,就会导致严重后果。

英国医学研究人员发现,经常健走可降低血液中引起动脉粥样硬化的低密度脂蛋白含量,有利于身体健康。

英国专家选择56名经常坐着工作的人为实验对象,将他们分为四组:第一组每天散步20~40分钟;第二组每天散步10~15分钟;第三组每天散步5~10分钟;第四组则坐在家里看电视。实验前,对各组人员血液中的低密度脂蛋白进行检测并作记录。

经过18个星期实验后,重新化验他们血液中的低密度脂蛋白含量。结果发现，第一组人员血液中的低密度脂蛋白降低了 50 毫克；第二组降低了约 25 毫克；第三组降低 10 毫克；而坐在家里看电视的一组，其血液中低密度脂蛋白的水平未发生变化。

由此可以证明，运动和体力活动可影响血清脂质和脂蛋白含量。并且，运动可以有效防止"危险脂肪"在体内的堆积。大量的运动，可以将已经存在的内脏脂肪消除掉，运动越多，内脏脂肪的减少量就越多；而一般的运动则可以使内脏脂肪停止堆积。反之，如果长期不运动，那就很可能以每年增加两公斤体重的速度，堆积这种危险的脂肪。

因此，一定要坚持做运动！

【循环系统疾病】

冠心病

冠心病是一种由冠状动脉器质性（动脉粥样硬化或动力性血管痉挛）狭窄或阻塞引起的心肌缺血缺氧（心绞痛）或心肌坏死（心肌梗死）的心脏病，亦称"缺血性心脏病"。

平时我们说的冠心病，多数是动脉器质性狭窄或阻塞所引起的，又称"冠状动脉粥样硬化性心脏病"。其冠状动脉狭窄多是因为脂肪物质沿血管内壁堆积所致，这一过程称为"动脉硬化"。动脉硬化发展到一定程度，冠状动脉狭窄逐渐加重，同时限制了流入心肌的血流，心脏得不到足够的氧气供给，就会发生胸部不适，即心绞痛。

不同人的心绞痛发作表现不一，多数人形容其为"胸部压迫感"、

"闷胀感"、"憋闷感"，部分病人感觉向双侧肩部、背部、颈部、咽喉部发散，休息或含服硝酸甘油可缓解。

冠心病其发病机制尚不十分清楚，但可能与下列因素有关：

1.年龄与性别：四十岁后冠心病发病率升高，女性停经期前发病率低于男性，停经期后与男性相等。

2.血脂异常：除年龄外，脂质代谢紊乱是冠心病最重要预测因素。常染色体显性遗传所致的家族性血脂异常，也是这些家庭成员易患本病的原因之一。

3.高血压：高血压与冠状动脉粥样硬化的形成和发展有密切关系。收缩期血压比舒张期血压更能预测冠心病事件。140 至 149 毫米汞柱的收缩期血压，比 90 至 94 毫米汞柱的舒张期血压，更能增加冠心病死亡的危险。

4.吸烟：吸烟是冠心病的重要危险因素，是唯一最可被排除的死亡原因。研究证实，冠心病与吸烟之间存在着明显的用量——反应关系。

5.糖尿病：冠心病是未成年糖尿病患者首要的死因，糖尿病患者所有死亡原因和住院率，冠心病占了将近 80%。

6.肥胖症：已明确为冠心病的首要危险因素，可增加冠心病死亡率。肥胖被定义为：体重指数[BMI=体重(kg)/身高平方(m²)]。标准值应小于 24，且大于等于 18.5。BMI 与 TC(总胆固醇)及 TG(三酸甘油脂)增高、HDL−C(高密度脂蛋白)下降呈正相关。

7.久坐生活方式：不爱运动的人，冠心病的发生和死亡危险性将翻一倍。

8.同一家庭中不良生活习惯的影响,如共同的高脂、高热量、高盐等饮食习惯,父母抽烟或饮酒导致子女吸烟或被动吸烟(二手烟)及饮酒的不良习惯等等,均可造成冠心病的家族倾向。

现代医学认为,脚是人体的"第二心脏"。运动锻炼是使心血管系统功能健康的必经之路。许多实验表明,适当的健走、远足、长跑及健身操等运动,是提高心血管系统机能最好的锻炼方式。

心脑血管疾病是受多因素和多基因影响的慢性病,但是,如能坚持合理膳食、有规律的运动,便能延缓或防止疾病的发生。研究证明,中等运动强度活动者,罹患心血管病的风险和冠心病的发病率,比体力活动不足者明显减少许多。

运动可以维持或增加心肌氧的供应,预防或延缓冠状动脉硬化的进展,增加冠脉直径和侧肢循环,直接改善心肌的血液灌注和分布。对于心脏,经常性的运动可使心肌壁增厚,心腔扩大,这样可容纳更多的血液,心肌收缩也更有力。透过运动,还可以使血管在体内分布更广泛合理,血管壁弹性也可因经常性的运动而得以增加,这样血液流通及输送的阻力小,氧及营养物质的供给更充分,运转代谢产物更彻底。运动不仅直接影响心血管系统,而且还可透过中枢神经系统,调节心血管系统各部的机能协调性。

运动可减少血浆儿茶酚胺的水准,使心肌的氧耗量下降;还能增加休息和运动时的脉搏输出量、射血分数,增加心肌收缩力,从而增加心肌的功能。另外,还可以改善心脏功能,降低血压,延缓动脉粥样硬化斑块的形成,增强抗动脉粥样硬化的能力,防止血栓的形成。

【神经系统疾病】

脑中风

脑中风是一组以脑部缺血及出血性损伤症状为主要临床表现的疾病,又称"脑卒中"或"脑血管意外",民间将该病称为"半身不遂",具有极高的病死率和致残率,主要分为出血性脑中风(脑出血或蛛网膜下腔出血)和缺血性脑中风(脑梗死、脑血栓形成)两大类,以脑梗死最为常见。脑中风发病急,病死率高,是世界上最重要的致死性疾病之一。

本病发病时以半身不遂、口眼歪斜、言语不利,甚至突然昏倒、不省人事为主症。一般情况下,发病后初始两周内为急性期,两周后进入恢复期,半年以上则为后遗症期。

预防中风首先要做的就是治疗高血压。高血压病很容易引起中风,这并非危言耸听。中风包括脑出血和脑梗死,而在脑出血患者中,发病前有高血压病史的占93%;脑梗死患者中,发病前有高血压病史的占86%。可见,出现中风的危险程度,与血压的高低有很大的关系。

高血压会引起中风的主要原因是,高血压容易引起心、脑血管结构的改变。当血压升高时,会引起全身细小动脉的痉挛,如果血压长时间升高,动脉也会长时间痉挛,血管壁因缺氧而发生变形,管壁增厚,管腔变窄,弹性减退,从而形成或加重动脉硬化的形成;再加上高血脂、高血糖、血黏度增高等因素,也就更加容易加速血栓的形成。

如果降压效果不好,或患者不按医嘱服药,使血压波动幅度过大,引起动脉反复痉挛,引起脑组织出血、水肿或动脉壁透明变性,形成夹层动脉瘤,则将进而引发脑出血。

就高血压患者而言,并不是血压高就会引起中风。未按医生嘱咐服药,以及不正确的饮食、生活习惯等,才是致病的根源。比如:长时间的高血压,未做适当的降压治疗;虽然按时服药,血压仍长期在较高的水平;或间断降压治疗,血压时常突然增高;不注意气候、情绪变化及身体过度疲劳等诱发因素的影响;过度降压,往往因夜间血压过低,而引起缺血性中风;此外,如果合并有糖尿病、血脂异常、肥胖等病,则更容易引起中风的发生。

事实上,无论是轻型或中重型高血压患者,无论是预防脑中风的首次发生还是再发生,也不论在缓解中风病程或减少致病性中风上,严格的降压治疗都是非常有益的。降压方法并不难掌握,只需耐心、认真和持之以恒。

据《内科学年鉴》发表的文章指出,四十岁后的男人经常进行体育活动可预防中风,而肺功能差则可增加中风危险。冰岛学者在十年研究中发现,四十岁后的男人若积极进行体育活动,比不活动的同龄人中风危险要低30%;而在肺功能试验中,肺功能差的男人,比肺功能最好的男人,其缺血性中风危险要高30%。缺血性中风是最常见的中风类型,当动脉病变影响到脑的血液供应时就会发生。

该项研究从 1967 年开始,受验者为 45~85 岁的男性共 4 484 人。实验时,每位参加者均回答问卷调查:参加体育活动时间有多长? 多参加哪一类体育活动? 并做肺功能测定。虽然低强度的体育活动,如散步、游泳等,最大好处是在于减少中风的危险。对中风危险增加的老年人来说,与保护作用有关的重要因素是,规律的体育活动。学者还发现,肺功能最差的人,比肺功能最好的人更易患缺血性中风。

【骨关节系统疾病】

骨质疏松症

骨质疏松症,好发于停经后妇女和老年男性,现在则有年轻化趋势。预计从现在开始算起的五十年中,有 75% 的髋骨骨折会出现在发展中国家,这与骨质疏松有密切关系。据悉,医学界已将防治骨质疏松、预防骨折,与治疗高血脂、预防心肌梗死、治疗高血压、预防中风放在同等重要的位置。

骨质疏松是以骨量减少、骨的微观结构退化为特征,致使骨的脆性增加,以致易于发生骨折的一种全身性骨骼疾病。骨质疏松症患者为什么容易发生骨折呢? 试想一下,当一块我们自认为坚硬无比的物质中充满了孔隙或气泡,它的强度难道不会受影响吗?

健走对骨质疏松症的作用何在? 运动可使全身和骨骼的血液循环明显加快,肌肉的收缩和舒张对骨骼有直接刺激作用,这些都能阻止和减慢骨质疏松的进程。

运动进行时,不但使各部位关节全面锻炼,肌肉和运动器官更加协调灵活,还可以使步伐稳健,反应敏捷,减少跌跤和骨折的危险性,可以减轻腰酸背痛的症状。有研究发现,经常参加运动的老人,他们的平衡能力特别好,体内骨质密度要比不爱运动的同年纪老人高;而且他们也不容易跌跤,这就能有效地预防骨折的发生。

运动作为一个最基本的元素,应该从儿童时期就开始"存骨本",小时候的运动对于钙的存储,有着非常重要的作用,应该在骨头没长成以前就要做非常多的有益运动,这样身体就可以储存足够的钙质。

趁年轻时开始做好预防措施,增加骨量储备,阻止钙质流失,将来年纪大时,骨质疏松的程度才可以大大减轻。因为钙和骨骼的形成密切相关,所以应建立"钙储存"的观念,健康人在 20~30 岁时,身体达到骨量储存的巅峰,是成骨的高峰时期,也就是说,体内的骨钙存量最大;但从 30 岁起至 50 岁,人体内的钙存量就会平稳下降,而在 50 岁之后则陡然下降,到了 70 多岁,如果骨钙流失增多而钙存量过低,就会发生骨质疏松。

老年期的骨质疏松症实际上是人体长期缺钙的一种后果。一般而言,男性 32 岁,女性 28 岁以后,骨钙就开始流失,且随着年龄的增加,这种流失的速度也随之加快,到 60 岁时,已有 50%的骨钙流失掉了。

所以,人们成年后也要保证足够量的运动,比如青壮年可以做一些大运动量的球类运动,老年人则可以进行健走、慢跑等。借由运动来减低骨钙的流失,是最好的选择。

需要提醒的是,老年人应注意运动方式,如健走、练太极拳等,最好能保持每天站立活动在 4 小时以上。轻度骨质疏松病人可以选择跑步、打拳、游泳及球类运动。较严重的人可以选择活动量小,以身体上下运动为主的项目,如原地踏步、行走、慢跑等。病情严重者可做适当的肌肉收缩活动,如活动肩、肘、腕、手指、踝及膝部等关节抗阻力的伸屈运动,也能达到运动的目的。

另外,人体皮肤存在的 7-脱氢胆固醇在紫外线的照射下,可转变为活性维生素 D_3。而由膳食摄入的维生素 D 较少,反而借由皮肤形成活性维生素 D 是人体维生素 D 的主要来源,因此,经常参加户外活动,增加太阳照射,可有效预防维生素 D 的缺乏,对防治骨质疏松症是非常必要的。尤其是对老年人、儿童及妊娠期、哺乳期、停经后妇女来说,更是最好的选择。

然而,晒太阳的时间必须要讲究。上午 6~9 时,阳光以温暖柔和的红外线为主,是一天中晒太阳的黄金时段;上午 9~10 时、下午 4~7 时,阳光中紫外线 A 光束增多,是储备体内 "阳光荷尔蒙" ——维生素 D 的大好时间;而上午 10 时至下午 4 时,对皮肤有害的紫外线 B 光束和 C 光束含量最高,应尽可能避免接触。

颈、腰椎疾病

颈椎病又称 "颈椎症候群",多见于中老年人,还有长期低头工作者。由于年龄增长以及反复轻微损伤及劳损的影响,颈椎间盘发生退行性变化，继而可发生椎体缘与后关节骨质增生、椎间隙变窄、椎间孔变小、颈椎节段性不稳，从而使邻近的神经或血管组织受到刺激或压迫，而产生一系列症状。

颈椎骨质增生的表现各异，症状轻重不一。所谓"颈椎骨质增生"，简言之，是颈椎骨上长了骨刺，是骨中的胶性物质减少，无机盐增多所造成的一种骨病。实际上，这是运动器官老化的一种表现。

骨刺在中老年中相当普遍。据资料，50岁以上的人约90%有骨刺。骨刺可发生在颈、肩、腰、腿等多处骨骼上，患者可有头晕、疼痛、肢体活动暂时受限制等多种症状，少数人还有骨摩擦声。

腰椎疾病还有哪些？腰痛是一种常见病，发病率仅次于感冒。据统计，成年人一生中几乎80%的人都有过腰痛的经历。而女性又较男性更易罹患腰痛病，因为女性骨盆内器官比男性复杂，脊椎承受的负担也较重。正如"牙痛不是病，疼起来却要命"，腰痛一旦发生，也是一场旷日持久的痛楚，所以从现在起，学会重视你的腰吧！

站立、坐位、卧位哪种体位对腰椎负荷最大？正确答案应该是坐位。坐位时，身体重力中心移向脊柱前方，腰椎的负荷比站立时大。最好使用有腰托的座椅，可以减小负荷，头部的重量也可经椎间盘均匀传到腰椎的各部分。仰卧时，脊柱减少了上身的重量，因而负荷最小。

常见的腰部三种疼痛有：腰椎间盘突出与膨出、腰椎管狭窄及腰肌劳损。但要提出说明的是，久坐不运动的人常会抱怨"腰酸背痛"，很可能并不是腰椎或腰肌的器质性疾病，而很可能只是肌肉酸痛。人体内的亿万细胞要靠血液的运输来完成其新陈代谢功能,若久坐不运动,会使体内携氧血液量减少,氧的分压降低和携二氧化碳血液量增多,二氧化碳的分压升高,遂引起肌肉酸痛、僵硬、萎缩。因此,医学专家建议,凡因工作需要久坐的人,坐一次不要连续超过 8 小时,工作中每隔 2 小时应进行一次约 10 分钟的活动,或自由走动,或做做伸展操等。

健走运动对轻度、中度颈、腰椎疾病及手术后恢复期十分有效,而且对防止颈、腰椎疾病的复发也有着极重要的意义。我国的运动医学专家研究发现,凡经常锻炼的人,即使到了老年,患骨刺的也较少。有实验结果显示,在 125 例颈椎病患者中,进行医疗体育疗法(简称体疗),有明显效果者占 63.2%,有效率为 96.8%。经 2 年以上的长期疗效观察显示,凡是长期坚持体疗的患者,基本上多能巩固疗效,而且很少复发。所以,经常运动或健走是预防骨刺发生和延缓病情继续发展的最佳办法。

各型颈、腰椎疾病症状基本缓解或呈慢性状态时,即可开始医疗体操以促进症状的进一步消除及巩固疗效。症状急性发作期宜适当休息,不宜增加运动刺激。有较明显或进行性脊髓受压症状时严禁运动,特别是颈椎后仰运动应禁止。若为椎动脉型颈椎病时,颈部旋转运动宜轻柔缓慢,幅度要适当控制。

此外,骨质增生不只限于颈、腰椎,当你发现得了颈椎病时,身上其他部位也往往已有不同程度的骨质疏松和骨质增生,所以,你还必须做些全身性的活动。全身运动的项目包括有体操、游泳、打乒乓球等。

骨关节病

骨关节病是一种以局部关节软骨退变，骨质流失，关节边缘骨刺形成，及关节畸形和软骨下骨质致密为特征的慢性关节疾病，又称"骨关节炎"、"退行性骨关节病"、"增生性关节炎"、"老年性关节炎"，好发于50岁以上人群，女性多于男性，本病在不同程度上影响着中老年患者的生活品质。

目前病因尚不明确，但认为主要与年龄增长和肥胖有关。另外，可能与关节过量活动（如关节经常剧烈活动）、关节外伤、遗传、骨内高压、骨质疏松、代谢及内分泌异常有关。年龄增长及肥胖引起关节退变，这种退变就像老年人皮肤变皱一样，是一种自然衰老的表现。退变首先发生在软骨，使软骨成分发生改变，从而使软骨弹性降低，甚至消失，承重软骨面从正常的光滑状态变为破棉絮状，软骨下骨露出，由于不断摩擦，骨面变得很光滑，呈象牙样骨，而非承重软骨面出现修复，新骨形成，在关节缘形成骨刺。另外，疾病的整个过程还牵连韧带、关节囊、滑膜及关节周围肌肉，最终导致关节疼痛和功能丧失。

本病可发于全身各关节，但好发于负重较大的膝关节、髋关节、脊柱及手指关节等部位。尤以膝、髋关节病变为多。

几乎所有病例都有不同程度的疼痛，且随病程进展。主要表现为：关节开始活动时疼痛明显，继续活动后疼痛减轻，但负重和关节活动过多时，疼痛又会加重，这是骨关节病的特点。有时疼痛可呈放射性，如髋关节疼痛，可放射至大腿内侧、膝关节附近。

早期可见关节僵硬，如膝关节长时间处于某一体位时，自觉活动不利，起动困难，后逐渐出现关节不稳、关节屈伸活动范围减少及健走能力下降，尤以上下台阶、下蹲、跑、跳等能力下降更加明显。有些骨关节病晚期病人还可能出现一些下肢畸形，以膝内翻最常见，即俗称的"O形腿"。

由于健走可以增加骨质、骨和关节力量，增加韧带、肌腱的力量，加强关节周围肌肉的性能，防止多种骨、关节、肌肉、肌腱的损伤，降低骨质疏松发生的危险性，从而减轻关节疼痛。健走尚可增强关节的灵活性，防止肢体废用性萎缩和过早僵硬，对"人老腿先衰"的老年人特别有益。

对于骨关节病患者而言，剧烈运动及爬山、爬楼梯或下蹲起立都是不适宜的，会加重炎症。骨关节病患者应限制关节负重活动，避免过久站立或长距离健走，可使用手杖以减轻受累关节负荷，体重超标者宜减轻体重，要注意患病关节保暖、避风寒，严重时可短期卧床休息，停止任何活动。

而适当运动，诸如游泳、散步、骑车等，均有助预防骨关节病。合理的运动可恢复肌肉收缩力、关节灵活度和防治骨质疏松，不合理的运动则会增加关节负荷，引起软骨的进一步损伤，从而加重临床症状。

常常可以见到有些患者盲目地进行走长路、跳迪斯科，甚至跑步、爬山等不适当的活动，以致病情加重。我们主张运动应尽量在关节不负重下屈伸活动,建议健肢立地负重,患肢屈伸关节活动,或采坐位进行关节屈伸锻炼。尽量不要做下蹲等会加重关节负荷的活动。针对髋关节、膝关节,可以在床上练习仰卧起坐、直腿抬高等,次数越多越好。游泳是一项非常适合膝骨性关节炎患者的运动专案,它对膝关节无多大的负担,可使肌肉充分地活动。但蛙式游泳要求膝关节扭动出力,有时会造成不好的结果,故建议采用自由式或仰式。

【消化系统疾病】

健走运动对增强消化系统功能有很好的作用:

1.健走可以加强胃肠道蠕动,促进消化液的分泌,使食物中所含的营养物质在体内加快消化和吸收。

2.健走可增强食欲,尤其是下班时健走回家,常使胃口大开。

3.健走时平稳而有节律地加快、加深呼吸,尤其是膈肌活动的幅度增加,可增强消化腺的功能。

4.强化腹壁肌肉的运动,对胃肠道起到较好的按摩作用,不仅使胃肠蠕动加快,黏膜充血,而且能使消化液分泌旺盛,更好地对食物进行消化,防止发生"积食"。

5.可改善胃肠道的血液循环,有助于食物消化和吸收,并加强胃肠道黏膜的防御机制,尤其对于促进消化性溃疡的愈合有积极作用。

但如果缺乏全身运动,会使胃肠蠕动减弱,消化液分泌减少,日久就会出现食欲不振、消化不良以及脘腹饱胀等症状。久坐不动者,每日正常摄入的食物容易聚积于胃肠，使胃肠负荷加重，长时间紧张，蠕动也得不到缓和，长此以往可致胃及十二指肠溃疡、穿孔及出血等慢性难愈顽症。

那么饭后健走有助于消化吗？多数人是持肯定的答案。然而，仍可听到两种不同的说法："饭后百步走，活到九十九"和"要活九十九，饭后不要走"。从表面上看，两者似乎都有道理，却又相互矛盾，令人无所适从。

持"饭后百步走"观点的人认为，饭后散步有助于消化，因而利于健康。而主张"饭后不要走"的理由，则是饭后胃部食物有待消化，血液此时集中流向胃部，散步则分散了血液循环，影响了消化，所以不利于健康。

其实，这两种观点各适合几种不同的人群。饭后百步走，适合于平时活动较少，尤其是长时间伏案工作的人，同时还适合形体较胖或胃酸分泌过多的人。这几类人饭后散步二十多分钟，有助于劳逸结合，可减少脂肪堆积和胃酸分泌，利于身体健康。明末清初曹庭栋的《老老恒言》里说："饭后食物停胃，必缓行数百步，散其气以输于脾，则磨胃而易腐化。"说明饭后散步能健脾消食，延年益寿。

饭后不要走，主要指体质较差，体弱多病的人。从医学角度看，老人不宜饭后百步走。老年人因为消化功能本来就比较差，饭后大量食物集中在胃肠内，正需要较多的血液来帮助消化，如果此时马上来个"百步走"，势必要使较多的血液向下肢肌肉输送，胃肠供血就会明显减少，这就会影响食物的消化吸收，使老年人消化不良。

具体来说,患有以下疾病的人不宜饭后健走:

1.患有冠心病、心绞痛的人不宜饭后散步,容易诱发心绞痛,甚至心肌梗死。因进食后,体内血液会处于高凝状态,容易形成血栓,发生心肌梗死。

2.患有高血压、脑动脉硬化和糖尿病的人不宜饭后散步,因为老年人的血压在饭后一般都趋向下降,再"百步走",就会增加心脏负荷,容易出现体位性低血压,造成脑部缺血,出现头昏、目眩、乏力,甚至昏厥等现象。

3.患有胃下垂的人饭后散步,容易有腹胀不适,甚至出现恶心、呕吐等现象。这是因为饭后胃内容物增加,此时再活动,就会增加胃的震动,加重胃的负担,严重时会使胃下垂情况加重。

4.患有贫血、低血压的人如果饭后散步,由于饭后大量血液供给胃肠道,容易出现头昏、目眩,甚至昏厥等现象。

以上这些人非但饭后不能散步,就连一般的运动也应减少。要注意的是,此类患者饭后也不适宜卧床,以免在起身时因一时脑部血液供应不足而发生中风等意外。应先按摩腹部,休息半小时后再散步。因此,对老年人来说,饭后最好静坐休息,不要立即外出"百步走",这样,才有利于身体健康。

综上所述,饭后是否运动应当因人而异。就普通人而言,即使饭后需要散步,也最好稍微休息后再慢慢走动。饭后的活动量也要因人而异,以不感觉疲劳为宜。

健走对消化系统疾病的好处

消化系统疾病	健走的好处
消化性溃疡	可通过调节神经系统功能,改善腹腔血液循环、胃肠蠕动及分泌功能,促进溃疡的愈合,减轻疼痛、消除腹胀及便秘等症状,达到良好的治疗效果。进行此项运动治疗消化性溃疡的时机,一般选择在急性症状有缓解,如疼痛明显减轻、无出血倾向以后。
习惯性便秘	通过健走运动刺激胃肠蠕动,使胃肠道活动恢复正常,同时通过增强腹壁肌肉力量,使排便变得较为容易。医疗健走,对习惯性便秘的治疗效果是相当显著的。
痔疮	可防止瘀血,能降低静脉压,加强心血管系统的功能,消除便秘,增加肌肉力量,对痔疮的防治有不错的效用。须注意的是,当痔疮合并剧痛的肛裂、痔核发炎、脱肛等情况时,不宜采用。

【呼吸系统疾病】

老年人因生理功能逐渐减退,肺功能也会逐年降低。因此,呼吸系统疾病是老年人最常见的疾病之一。每个人一生中都有呼吸系统疾病的体验,其中慢性支气管炎、肺气肿、哮喘、肺结核等疾病往往反复发作,从而导致呼吸功能障碍,影响人们的运动能力及日常生活,同时还会合并其他系统的功能异常,严重时会导致残疾。

健走时平稳而有节律地加快、加深呼吸,既满足了肌肉运动时对氧供给的需要,又可对呼吸系统施以锻炼,并提高其机能。

健走运动对呼吸系统有良好的作用。运动不足,肺脏中的肺泡将有一半左右经常处于相对的关闭状态,使吸入的氧气减少。一旦体内需要增加供氧,即会造成氧供给不足,使体内发生一系列代谢障碍。而运动时,肺吸入的氧气量明显增加,二氧化碳呼出量也增多,呼吸加快、加深,肺泡活动增强,使更多的肺泡参与气体交换,血液含氧量增加,便促进了新陈代谢,并提高了人体对环境的适应能力和抗病能力。

健走时会消耗能量,体力活动越剧烈,氧的消耗就越多,于是呼吸活动就会通过各种调节方式明显得到加强。

运动对呼吸机能的作用是复杂的,除能最大程度地改善人体的吸氧能力,降低呼吸中枢对乳酸与二氧化碳的兴奋性,并增强人体对缺氧的耐受力外,还能促使呼吸机能出现"节省化"。实验证明,由于运动员呼吸机能的高度发展,呼吸和动作配合的协调完善,在进行定时活动时,呼吸系统的各项指标变化都比一般人要小。

研究指出,经常参加锻炼的人,最大吸氧量可增加5%至25%,单位体重摄氧量增大18%,改善了心肺功能。老年人健走能促进血液循环,提高吸氧能力,改善身体缺氧状况,对改善老年人肺功能非常有帮助。也就是说,老年人多健走能"健肺"!

【癌症】

英国研究人员最近公布了一项研究成果:健走或骑单车上班、上学,以及其他类似的每日的通勤运动,能够降低罹患癌症的风险。研究人员表示,长期保持规律的物理运动,是十分有效的防御性方法,可以抵抗许多种类的癌症。还补充说明,健走和骑自行车就是两种非常好的运动方式。

为了评估健走以及骑车活动对癌症患病概率的影响,研究人员对931名癌症患者以及1 552名健康人员组成的对照组进行了比较研究。所有实验参与者年龄在30至74岁之间。

平均来看,每天保持一定时间健走或慢跑的人,罹患癌症的概率要比不进行此类运动的人低50%,而那些保持长时间运动至少35年的人,被诊断出癌症的概率则更低,比不进行此类运动的人要低69%之多。而每天健走超过半小时的人,其患病率也会降低43%。研究人员建议人们尽量健走或骑自行车上下班,这样不仅能降低癌症患病风险,也是很好的锻炼身体的方式,还能够减少交通事故及大气污染。

将特定的工作活动的时间考虑在内,科学家们发现,每天骑车超过2小时的人,患病率要低59%,其他一些实验结果同样证明,工作时活动量的减少,或多或少伴随着癌症患病风险的增大,特别是那些体重与身高比例指标过高的人。

研究小组的组长认为,这个发现的重要意义在于,它揭示了低运动量是导致高癌症患病概率的重要因素,即便是癌症病发风险相对较低区域的人们,也是如此。

至于健走或骑车等活动到底是如何预防癌症,目前还不清楚,但科学家们通过资料显示推断,可能是由于其影响了人体一系列的复杂运行机制,包括缩短小肠的传送时间,以及增强免疫系统功能等等。但可以肯定的是,这一发现在美国以及其他许多国家和地区,都具有很强的适用性。

【男性阳痿】

阳痿是男性医学的重要研究内容之一,致病原因十分复杂。阳痿大致有动脉性阳痿、静脉性阳痿、心理性阳痿、内分泌性阳痿、神经性阳痿、外遇性阳痿等类型。

阳痿分功能性与器质性,这是阳痿病的主要分类方法,对识别、诊断及治疗阳痿有着非常重要的指导意义。顾名思义,功能性阳痿是由于精神、神经系统功能紊乱所引起的勃起功能障碍,一般发病比较突然,常有恐惧、忧郁、焦虑、惊吓、内疚、紧张等精神刺激因素。

器质性阳痿一般发病比较缓慢,常表现为逐渐发展病情,进行性加重,多与性器官和其他脏腑器官生理解剖上的器质性异常,或某些药物中毒、外伤等有关。一些慢性疾病发生的阳痿,由于动脉供血不足或者由于内分泌功能失调等病因,即可发生器质性阳痿,但由于某些患者精神脆弱,对疾病产生恐惧心理,也有在器质性阳痿基础上同时发生功能性阳痿的可能。对这种既有器质性阳痿又有功能性阳痿的患者,我们称之为"混合性阳痿"。对混合性阳痿患者,要通过心理、饮食、药物等方法进行综合治疗。一般随着慢性疾病的康复,阳痿也能治愈。

健走不仅对人的心脏有益,也有益于人的性功能。美国研究人员发现，常规、适度的运动能预防阳痿。

美国波士顿大学医学院的欧文·戈德斯坦博士及其研究人员，通过一长期大型研究发现：每天通过运动消耗至少二百卡路里热量的男性，比活动少的男性较少阳痿，这个运动量也就相当于"运动掉"一瓶可乐，大约等于轻快地走3公里路。

在9年多的时间里，戈德斯坦博士及其同事跟踪调查了600名起初都没有阳痿的男性。他们观察了这些男性生活方式中与阳痿有关的因素：吸烟、严重酗酒、运动过少和肥胖等。结果发现，一直活跃于运动场上或在研究期间开始进行运动的人，阳痿的危险都很小。

戈德斯坦博士在最近出版的《泌尿学》杂志上撰文说："这个发现具有重要意义，男性即使到了中年才开始运动，也能降低阳痿危险。运动预防阳痿的机理与预防心脏病的机理相同。阳痿和心脏病都是机体的某个器官血流不足所致，锻炼则有助于血管通畅。而且，阳痿实际上可能是心血管疾病的早期警告信号，因为阴茎比心脏对血流的减少更敏感。"

【女性不孕】

很多上班族女性，由于长期久坐，经前及经期时常有剧烈疼痛，这是由于缺乏正常运动，气血循环障碍所致；有些是气滞血瘀，也易导致淋巴或血行性的栓塞，使输卵管不通；更有因久坐及体质上的关系，形成子宫内膜异位症，这些都是不孕的原因。

并且，久坐不动的女性，还容易得痔疮、慢性骨盆充血、痛经、内分泌失调等妇科病症，如果工作或者生活的压力又很大，那么，紧张的情绪更易使荷尔蒙的分泌失调，影响整个内分泌系统的平衡，将会带来更为严重的难言之疾。况且，心理和内分泌因素的不平衡，也不利于怀孕。

　　因此，上班族女性每天至少应该活动 30 分钟。而要达到这个运动量，可以因地制宜，比如坐公交车上下班时，提前两站下车健走，或改骑自行车；上楼时不乘电梯，走楼梯；在电视播放广告时，站起来走动一下。运动的强度可以逐渐增加，如果原来一站路走 15 分钟，可以逐渐加快到 10 分钟。如果能抽出更多的时间，建议不妨每工作 1 小时即做 5 分钟的休闲运动，只需要伸伸腿、转转头、扭扭腰即可。

净化头脑的汨汨清泉

健走能减轻疲劳

疲劳可以简单分为以下几种：

体力疲劳：主要表现为四肢乏力、肌肉酸疼，但精神尚好。造成体力疲劳的原因是，代谢产物在血液里堆积过多，使肌肉不能继续进行有效的活动，信号传到中枢神经，人就产生了疲劳感。消除体力疲劳的最佳方法是睡眠，临睡前洗个热水澡，或用热水泡泡脚，这样更容易入睡。一般较轻度的疲劳，只要坐一会儿或躺一会儿即可消除，如再配合按摩，效果则更好。

脑力疲劳：因长时间用脑，引起脑部血液和氧气供应不足，使大脑出现疲劳感，主要表现为头昏脑涨、食欲不振、记忆力下降、注意力不能集中。消除脑力疲劳的最好方法是适当参加一些体育活动，如健走、打球、做操、散步等。但活动的强度不宜过大，时间也不宜过长，大脑在运动中就能得到放松，进而消除疲劳。

心理疲劳：这是因为心理受到劣性精神刺激而引起的一种消极心

理，主要表现为精神焦虑、情绪抑郁、意志消沉等。对待心理疲劳，靠单纯的睡眠休息是解除不了的，应及时宣泄自己的不良情绪，不妨找几个知心朋友聊聊天，或参加一些健康有益的文艺体育娱乐活动。同时，应讲究心理卫生，加强品德修养，调整好精神状态，开阔自己的心胸，以减少产生心理疲劳的诱因。

因为产生疲劳的性质不同，所以消除疲劳的方式也该不同，否则不仅不见效，还可能使疲劳加重。

◎消除脑力疲劳

现在的上班族和学生可以说是生活在太多压力下，很容易伤害大脑和身体。根据医学临床经验和研究指出，长期压力对大脑记忆力的伤害程度，虽然因人而异，答案却是肯定的。

IT工作者、会计、学生等，都是久坐缺乏运动的人群。面临基测、升学考试的学生拼命给自己加油日夜苦读，饮食紊乱，甚至闭门不出，日常喜爱的运动也都全部放弃；IT行业本身就是属于创造性很强的脑力工作，而且不少从业者都反映工作强度很大，加班熬夜都是很平常的事。其实，这样的过度用脑，对自己的工作和学习反而会有不良的影响。而保持适度的运动，对大脑皮质神经细胞的灵敏度、耐久力、抗炎热能力及抗病能力，都能得到有效的提高，大脑也能在每天的工作和学习中提供充沛的精力。

当大脑长时间处于高度兴奋状态时，势必需要更多的血流量来维持营养和氧气的输送，但这就给心血管带来了负担，如果经常这样，脑疲劳自然没法缓解。如果超过身体的极限，心血管还会因为过度兴奋发生痉挛，引发心梗死和脑溢血。同时，在眼睛不眨不挪地看书、看电脑时，眼部、脸上，还有一直低着的颈部的神经和肌肉，都会处于紧张收缩状态，对小血管造成压迫，使得近在咫尺的大脑受到牵连，出现紧张性头疼的现象。如果没有及时休息，头部的紧张疼痛还会刺激到胃部，有时候会有呕吐的感觉。

　　同时，在长时间用脑得不到休息的时候，会让大脑得不到更多的养分，而且代谢后产生的废物无法排出，只有积淀下来，进而造成大脑缺氧、失去活力。而人长期在压力下作业，也会造成肾上腺皮质素分泌过多，影响海马体(人体大脑存取短期记忆的结构)功能，进而出现思维迟钝、记忆力下降的现象。

　　中医认为，久坐不动，气血瘀滞，伤神损脑，会产生精神压抑，表现为体倦神疲、精神萎靡、呵欠连天。若突然站起，还会出现头晕眼花等症状。久坐思虑，耗血伤阴，将导致记忆力下降、注意力不集中，若阴虚心火内生，还会引发五心烦热，以及牙痛、咽干、耳鸣、便秘等症状。

　　因此，脑疲劳不光是脑子不好用，还会连累心脏等全身器官出现功能变化。这种亚健康状态持续久了，还会出现器质性变化。所以，建议从事脑力劳动的读者，一定要保证休息时间，并合理安排工作，这样做绝对比疲劳作业甚至带病工作的效率要高。尤其是日夜颠倒的工作方式，若从长期来看，将带给大脑无法挽救的损伤。

脑力劳动强度很大的话，除了正餐，还可以适当补充蛋白质，以保证大脑的活力。平时可以多吃鱼类、坚果类、新鲜蔬菜和水果，足够的饮水也能帮助血液循环。

　　其实，每次感到脑子很累时，就算没时间休息睡觉，也要站起来活动一下，让血液循环加快，这样精神会好一些。

　　保持适度的运动，可使大脑皮质神经细胞的灵敏度、耐久力、抗炎热能力及抗病能力，都能得到有效的提高，大脑也能在每天的工作和学习中提供充沛的精力。

◎消除心理疲劳

　　根据医学报道的分析，健走运动不仅可以防治疾病，还可以和畅情志，怡情悦性，使你常保精神愉快。美国威斯康辛大学的教授兼心理治疗师瑞斯特，在运用健走对沮丧病人进行治疗后，得出结论说："健走对许多消沉者，似乎是合理的药方，因为它既不贵，又不像其他药方一样会引起副作用。"那么，为什么说健走运动可以"怡情悦性"呢？

　　健走是一种"静中有动"、"动中有静"的健身法，是一种天然的镇静剂，也是解忧排压的好方法。现实生活中若真遇上不称心的事，不妨放开走一走，因为这样的确能够消除人的郁闷心理。

　　20世纪90年代前，探索情绪与运动之间关系的科学家，大多只将研究重点放在健康青年男性的激烈运动上，并未意识到轻度的运动也能改善情绪。近年来有研究显示,只需穿上一双舒适的鞋子出去散步,尤其是在一个舒适的环境中散步,便能增加幸福感,减少压力感,效果甚至比高强度运动(如跑步等)的更好。

如果有节奏地快步走 30 分钟,在脑内会产生一种化学物质,叫做内啡肽。它可对神经细胞发生一种类似吗啡的陶醉作用,但并没有吗啡的害处。专家们分析,它是一种神经荷尔蒙,可使人产生一种心旷神怡的感觉。

健走是一种最完美的温和带氧运动,可以使心情愉快、精神振奋、容光焕发,最好是利用每天的健走运动配合愉快的情绪,稳健步伐,不急不缓,放松心情,做个深呼吸,就能慢慢体会健走的乐趣所在,心情也会感觉特别的轻松、宁静和愉快。

想象一下自己走出门散步的情景:摆动着双臂,一步步向前走。短短几分钟后,心脏跳动开始加快,有更多的血液流入大脑,这可以提高思考能力和注意力。当进行到 10~15 分钟时,大脑的循环血量增加了 50%,在刺激大脑的同时,还加快了代谢速度,使体内释放某些激动效应的物质。用专业术语来说,体内合成的是活力觉醒物质而不是紧张觉醒物质。在坚持散步几个星期后,体内许多提高情绪物质的活性就会增加。而这样的散步活动,每天最好不要少于 20 分钟。

运动能有效地防止压力转变为忧郁,是因为压力的副作用之一,就是会耗竭体内 5-HT(serotonin,也称为血清素,是一种神经传导物质)的储备。而每天 20 分钟的运动,有助于缓冲压力。当然,不论是在屋里的跑步机上散步，还是在户外健走，都能帮你缓解压力并减少植物神经紊乱的症状。而我们建议以户外散步为主，是因为室内运动通常是比较枯燥乏味的，总是面对着同样景观，让人很难得分心，所以时间过得很慢，而且会更注意到如小腿的酸痛或费劲的呼吸声，这会减少运动对情绪产生的益处。而在户外，可以让你和自然更接近，并得到阳光与运动的双重益处。

健走是一种"静中有动"、"动中有静"的健身法，是一种天然的镇静剂，也是解忧排压的好方法。

有关专家研究认为，大多数沮丧者是因为缺乏运动才让情绪无法振作起来的，而健走这种有氧运动，除了活动肌肉外，也能加强心、肺和循环系统的功能，将原本该有而缺少的东西放回到生命中。同时还能分散注意力，健走者注意到身体新的感受，原本因沮丧所引起的不适就忽略了。研究证明，沮丧的原因是脑神经元中缺乏副肾髓质以外组织所分泌出的荷尔蒙，跑步时，该荷尔蒙增加，跑步后，分泌量还能持续增高，所以能消除人的沮丧心理。

从心理角度看，健走可使生命中本该具有，但在无形中失去的人类的第七感觉——运动的自然本能，重新置入生命之中，因而从机体到精神都充满了生机和活力。同时，心烦时若立即运动一下，可以转移大脑兴奋灶，使颅脑的兴奋中心从左脑转移到大脑皮层运动区，和掌握空间方位的右脑半球，及管辖躯体平衡功能的小脑中去，从而使主管逻辑思维、计算得失的左脑半球得以抑制。于是，烦恼、沮丧等感觉也随之淡忘、冰释。更重要的是，一旦左脑暂时处于抑制状态，正在主司运动的各脑区，尤其是右脑半球，不仅会分泌出快乐激素，还能促使机体分泌出大脑神经系统中原本缺乏的激素，令人神清气爽。

多用双脚，能改善体内自律神经的操控状态，让交感神经和副交感神经的切换更为灵活，从而调节大脑的兴奋和抑制过程，有助于缓解压力和解除忧虑，消除紧张情绪，使人平静愉快起来，并给大脑以良性刺激，使大脑思维活动变得更加清晰、活跃，有利于进行创造性的思维活动，还能增加自信心、自我控制能力，有利于提高工作效率。

同时，以散步作为一种放松活动，不仅可以缓解精神压力，松弛情绪，还能增加使人睡得香甜的镇静激素数量，从而提高免疫力，抵抗感冒病毒之类的感染。因此，散步越多，身体消除应激激素的能力就越强，每运动一次，就如同为自己的身体进行了一次大扫除。

研究测定，当烦躁和焦虑的情绪涌向心头时，以轻快的步伐溜达15分钟，即可缓解紧张，稳定情绪。

传统的看法是，空气清新的早上最适宜于健走，但新近研究结果显示，健走的最佳时机是黄昏。在晚餐前健走或慢跑，能消除一天的压力，还能控制食欲。其实，只要能挪得出时间，一天中任何时候健走，都能有好作用。

◎健走对抑郁症的益处

抑郁症病人若想摆脱困境,便离不开运动。或尽量做一些力所能及的事情,如写字、画画、唱歌、打球等,对于抑郁症患者绝对大有裨益。

由于精神上的原因,大多数抑郁症患者觉得自己无能、无用,他们不想活动,不想做任何事情,也没有做事情的兴趣和热情。整天呆坐、长嘘短叹、终日闭门不出,这些情况在抑郁症患者中极为常见。有的甚至觉得前途黯淡、人生苦长,认为无论做什么也是无济于事。这就是抑郁症患者的"无助感"。

这种"无助感"与抑郁之间会形成一种恶性循环的关系:抑郁越严重,无助感越强;同时无助感的增强,又会导致抑郁症患者情绪更加低落,工作和活动的动力进一步降低,结果当然更是一事无成,于是又责备自己无能、无用,加剧了抑郁症状。

要治疗抑郁症,就必须打破这种恶性循环。而打破这种恶性循环的最基本的途径,就是增加活动,做力所能及的事情。

活动对抑郁症患者的益处

·活动能够使人感觉变好:由于活动以后,不再专注于自身的不良感觉,所以能够适当减弱忧郁的感觉。

·活动能减轻疲乏感:因为长时间不活动,呆坐度日,肌肉极易疲劳。而且由于血液流动缓慢,疲劳恢复加慢,而一旦活动起来,血流畅通,疲乏的感觉会随之减轻。

> ·活动有助于找回自信:通过活动,可以发现自己的能力没有丧失,甚至发现自己其他的潜能,恢复自信。
>
> ·活动改善了人的思考能力:通过活动,才会考虑做什么,怎么做,帮助恢复对生活的控制能力。

进行活动的过程,贵在坚持,如果只活动一阵子或几天,又由于情绪低落而放弃活动,那就永远也看不到希望了。另外一个需要注意的是:若通过活动,虽然感觉有好转,但抑郁情绪依然存在,则需要进一步找出与抑郁有关的想法,并加以矫正。

这里还要提出说明的是,容易有抑郁倾向的人,可能第二颈椎存在关节紊乱的情况,需要相应检查来确诊。

健走能改善老年人记忆力

记忆衰退是老年痴呆症的先兆,香港中文科技大学的一项研究报告显示,有运动的长者,不论是做身心或心肺运动,记忆力比没有运动的长者要好。

同样的,经常健走也可以改善记忆力,并有助于预防老年记忆力衰退。美国神经学会的最新研究表示,健走有助于保持良好的智力状况。研究者对 5 000 名超过 65 岁老人的认知能力进行了检测和复测,发现不爱健走的老人(每周平均少于 0.8 公里)中,有 24%的测试者评分大大降低，而绝大多数每周健走超过29公里者，认知能力仍相当活跃，只有17%的人评分下降。此外，研究者发现，每多走1.6公里，认知下降的概率就减少13%。其他诸如打乒乓球、高尔夫球、爬楼梯等力所能及的锻炼，均有助于防止大脑记忆功能随年龄增长而衰退。

40岁以后，许多人都发现他们的记忆力明显下降，而对于那些饮食习惯不佳的人来说，这问题可能更为严重。

脑是人体的指挥和控制中心，由大脑、小脑、间脑和脑干组成。脑干是人体的关键部位，也是生命的"中枢"。保护脑干的健康与完整，是生命生存的最基本、最重要的条件。脑干还是大脑、间脑和脊髓联系的唯一通道。

运动，特别是适当的有氧运动，如快走、慢跑、骑自行车、打太极拳、滑冰、健美操、交谊舞、游泳、登山、健康操等，长期坚持锻炼，可使脑干中的网状结构得到改善和加强，使人的记忆力提高。同时，运动也能使延髓功能保持活力，从而改善呼吸、心脏、发音、吞咽、消化等多种重要生理功能的中枢效果。

有氧运动可直接活化脑内神经干细胞，使神经元再生能力加强。但必须注意的是，参加有氧运动必须适量，当今流行以减肥为目的的长时间有氧运动，运动量过大，使体内容易积存大量自由基，不仅不会活化脑神经干细胞，反而会抑制神经元。因此，运动强度较低的有氧运动，如健走等，较有助于增强记忆力。

另外，良好的饮食和营养的补充、教育以及积极的思考方式，都可以使大脑保持年轻，但最有效的方式仍属有氧运动。

在 50 岁左右的人群中便可以发现，经常性的运动简直就是一剂特效药，它可以使人思维更为敏捷，认知能力（尤其是记忆力及语言能力）提高，也不容易忘记东西，而且做事不再拖拖拉拉、延误时间。

在此，建议你勤用大脑，并且试着把接触到的资讯，尽量与图像或声音联系起来加强记忆。并且在对自己的评价时（尤其是那些上了年纪的人），要少用消极的词语，如"头发白了"、"老了"等，而要多用积极词语，如"健康的"、"充满活力的"等。

> 适当的有氧运动，如快走、慢跑、骑自行车、打太极拳、滑冰、健美操、交谊舞、游泳、登山、健康操等，长期坚持锻炼，可使脑干中的网状结构得到改善和加强，使人的记忆力提高。

健走使人变聪明

健走会使人变聪明，是因为健走可以开发右脑，提高人的创造力。

日本教育学者为了进一步开发国民的右脑，特别提出要增加体育学时，即通过游戏和体育去进一步开发右脑，甚至把体育和游戏提到仅次于社会劳动生产力的"第二劳动力"高度。

心理学家认为，人的能力由七种原始因素构成：计算、词的流畅性、语义、记忆、推理、空间知觉和知觉速度，其中前三种属于左脑主管的功能,其余属于右脑的功能。没有形象思维的参与,任何记忆、推理是无法进行的,即使是高度复杂的逻辑推理和晦涩的哲学语言,也是一种高度形象思维的概括。

空间知觉和知觉速度对于创造性思维至关重要,与右脑发达直接相关。运动对人的空间知觉和知觉速度的发展,能够产生最佳的效果。如男孩子从小就热衷于奔跑、攀登等运动,这促进了他们的空间知觉和知觉速度的发展,从而发达了右脑。这也就是为什么在物理、天文、数学、哲学等领域中,男性学者会占优势和多数的缘故。

国外的一项实验证明,儿童在上午第二节课后,若进行20分钟的活动、游戏,第三、四节课智力活动能力便可提高2至4倍。与中老年人的对比研究也证明,长期的坐卧,肌肉处于松弛状态,不仅破坏了人的正常生理机能,而且也极大地干扰了智力活动,受试者因此厌倦外界刺激,不想看书,记忆力下降,甚至出现类似精神失常的表现,大脑的工作能力严重下降。美国大卫斯、库珀等人做的研究显示,学生时代非运动员的智力能力可能略高于运动员,但运动员在结束运动时,智力能力会达到更高的级别。

青壮年时期,人的体力和智力达到了高峰,且智力的增长优于体力的增长,这时相当一部分智力活动是属于创造性活动。所以,这个时期的运动,对智力活动的强度、灵活性、准确性和持续性,都有良好的作用。

人到中年后,体力和智力水准开始下降,但下降的速度不均衡,体力下降的速度快于智力。40 岁后体力活动能力开始下降,而智力活动能力则在 50 岁以后才开始减弱,有些 80 岁健康老人的脑力活动水准,甚至完全可以不亚于 20 岁的青年人。运动锻炼可以缩小中老年人这种体力和智力的不平衡状态,并减少疾病,延长寿命和创造性活动过程。

德国哲学家康得享年 80 岁,这在 19 世纪初叶,算是长寿者中的佼佼者。他之所以长寿,成为古典哲学和美学的里程碑,靠的正是良好的生活习惯和合理的运动。

> 健走会使人变聪明,是因为健走可以开发右脑,提高人的创造力。

健走有助于睡眠

人生中有将近三分之一的时间都花在睡眠上。然而,随着生活节奏的加快,失眠已经成为人群中普遍存在的现象,失眠已成为继头痛之后神经科门诊的第二大疾病。

引起失眠的原因很多,如生存压力大,这些压力长期得不到缓解,即会引起人们思虑过度,植物神经功能紊乱;有些人不能顺应社会的变革调整自己,导致心理疾病的产生;女性由于更年期内分泌的改变等,都会引起失眠。

但是，睡眠问题通常不被重视，直到失眠造成生理与心理出现障碍，才会受到关注。一旦失眠，就会影响到人们的生活、工作和学习，如果长期得不到缓解，必然会导致恶性循环，使人陷入烦恼中。

事实上，如果整天处在疲劳的状态，将会使得生活品质下降，而且还会引发其他疾病。研究发现，失眠者血液中对抗感染的白血球细胞数量会明显减少，造成免疫能力的下降；如果长期睡不好，罹患精神疾病（包括抑郁症及焦虑症）、中风、心脏病、高血压的概率都会增加。科学家发现，三分之一的高血压和五分之一的心脏病，都是由不良睡眠所引发的。

失眠会降低生活品质，引起抑郁、注意力不集中、事故发生和增加医疗费用。有人因此而以酒精或安眠药等来助眠，结果问题不见得解决，反而又产生了新问题（如酒瘾、药瘾等）。

一天究竟需要睡多久？专家认为没有标准答案，因为睡眠时间与身体素质、外部环境及睡眠品质密切相关。单从临床医学角度看，如果一个人产生睡意后三十分钟内不能入睡，而且睡眠过程中觉醒时间超过三十分钟，即可诊断为失眠。或以几个方面来对"慢性失眠"作一个比较科学的定义，包括主观感到睡眠不好、难以入眠或难以维持睡眠、睡眠障碍每周出现三个夜晚以上、失眠持续超过六个月、因睡眠障碍而引起白天后遗症（如疲倦、工作能力受影响及情绪不稳等）、以及睡眠上的困扰已经引起社会或职业功能上的障碍等。

睡眠障碍虽然危害健康，但只要及早治疗，是可以得到控制的。治疗失眠既有效又经济实惠的方法就是运动，而且是经常而有规律的运动。

◎规律的运动能改善睡眠

1.运动很可能会影响体内多种激素的产生。运动能产生内啡肽，内啡肽是一种比吗啡还强200倍的镇静物质，它可以产生催眠作用，同时也能使人产生愉悦的感觉，并提高身体对于疼痛的忍受程度。

2.规律运动可以调节生物周期节律，也就是所谓的生物钟，这种影响与光线对睡眠的影响一样强烈。

3.运动会增加体温，睡前做一些如快速散步之类的轻微运动，可以提高身体与脑部的"核心温度"，原理就好像刚泡完热水澡一样，可帮助人们进入梦乡。散步会使身体微微出汗，停止后体温则开始下降，睡觉前再洗个热水澡，人便很容易进入深度睡眠，提高睡眠品质。

4.定期运动能使人心情愉快，有助于缓解压力，减少梦中惊醒，减轻失眠症状。研究已证实，有氧运动可以使一个人的性格更趋外向发展，人格更趋向成熟和完善，具备更多的信心和勇气应对现代社会的各种压力和挑战，从而向失眠彻底道再见。

5.运动对睡眠的影响还与运动量有关。中等程度以下的运动，能使人产生轻度的疲劳感，可加快入睡时间，并加深睡眠深度。美国睡眠医学会调查发现，经常参加运动者比不运动者入睡快、睡得深，白天也很少有疲劳感。

一般来说，运动会使得白天所累积的紧张情绪消除，因而提升晚上的睡眠品质，且可使身体与心理得到松懈。但注意不要等到很晚才运动,晚上时应该把焦点放在放松,而不是从事流汗的运动。理想的运动时间应是下午过后或是夜晚来临前,此时,你的运动能够将白天的压力转换成晚上的愉悦。

　　许多从事规律运动的参与者,睡眠都会好。运动可放松身体并让心理平静,且可降低沮丧与焦虑(造成睡眠问题的两个常见因素)。睡眠的改善并不是立即见效的,也许要在开始运动一周或两周后才会显著。也有研究发现,没有运动习惯且没有心血管疾病的老年人,在16周、每周4次、每次30至40分钟的低冲击有氧运动及快走(约最大心率的60%至75%)运动后,每天比以前多睡了一小时,且睡眠的潜伏期时间只有以前的一半。

　　对于已经有规律运动习惯的人,除非有严重的睡眠障碍,否则维持原来自己所喜爱的运动就已足够。至于平常缺乏运动的人,则可以从简单的有氧运动开始,如健走、慢跑、骑自行车等。一般建议是每周3到5次,每次30到50分钟,而且运动时的心跳必须要大于130下以上。根据美国运动医学会的建议,健走是最好的运动项目,因为健走不受场地、设备的限制,也不需要呼朋引伴才能进行,只要准备好一双合适的运动鞋,任何时间地点都能开始运动。

　　运动会使得白天所累积的紧张情绪消除,因而提升晚上的睡眠品质,且可使身体与心理得到松懈。

要特别注意的是，并不是越激烈的运动就越好。有些失眠患者认为大量运动是治疗失眠的一剂良药——白天越累，晚上自然睡得越香。其实，运动所持续的时间比运动的强度来得更为重要，太激烈的运动会促进肾上腺激素的分泌，而导致心跳加快、血压上升，使身体处于亢奋的状态，反而不利于睡眠。对于老年人或健康水平不高的人来说，高强度的运动后，容易出现心悸、头痛、头晕等症状，使人彻夜难眠。此外，参加竞技性运动，会让人的精神在运动结束后仍长时间处于紧张状态，也容易导致失眠。美国睡眠协会的研究还指出，导致大量出汗的运动，或运动时间与睡眠时间间隔过小，都会对睡眠品质产生不良的影响。

◎睡前运动是否影响睡眠

运动可改善睡眠，这已是众所周知的结论，但不同阶段进行运动，对睡眠的影响效果也不同：下午和傍晚适度进行运动，对睡眠的改善相当明显。晚间是否适于运动，要根据不同人的作息习惯，但无论几点运动，睡觉前一小时就应该停止运动，以免影响睡眠。

人体进入睡眠需要一个准备期，而运动的时候交感神经比较兴奋，需要一段时间让它逐渐安静下来，以便副交感神经进入工作状态。

从健康上来考虑，晚上9点到11点是人体进入睡眠的最佳时期，因为这个时间是人体十二经脉中三焦经调养的最佳时期。从中医理论上讲，三焦经是朝百脉的经脉，人在这个时候进入睡眠，最利于身体的调养生息。所以，为了充分地休息好，如果工作没有那么忙，应该尽可能地把自己的入睡时间安排在晚 9 点到 11 点期间。

注意运动时间的同时，运动强度也是一个影响睡眠的关键。一般的观点是，晚间锻炼不主张强度较大的运动，但也有不同观点。近来有一项研究发现，在睡前 90 分钟或 60 分钟做一小时的中等强度运动，并不会使入睡变得困难，也不会降低睡眠品质。其他许多项研究也有类似的发现。

美国南卡罗来纳大学一位专门观察这一问题的研究人员表示：睡前运动事实上能促进睡眠，减少焦虑情绪，提升体温。日本学者则认为：睡前运动可以促进睡眠品质。他的实验证实，人的睡眠品质好坏，与人体直肠温度有很大关系。直肠温度下降速度越快，人就越容易进入深度睡眠。有研究发现，临睡前做一些如慢跑之类的轻微运动，可以促进体温升高。当慢跑后身体微微出汗时，随即停止，这时体温开始下降，而在 30~40 分钟后睡觉时，人将很容易进入深度睡眠，从而提高睡眠品质。不过，研究者也明确表示，现实情况中存在个体差异，也就是说，并非人人都能从睡前运动中获益。

所以，睡前运动会不会影响睡眠也不能一概而论，还要视每个人的具体情况而定。如果长时间保持有睡前做运动的习惯，而且不影响睡眠的话，也没必要改变。因为每个人有每个人的作息习惯，不用刻意去仿效所谓的"健康"习惯。

但是，如果正准备养成一种健身习惯，还是强烈建议，在睡觉前避免做剧烈运动。

Keep Walking

第三章

走走走，Go Go Go

健走装备

不管做什么运动,都要做好充分的准备。一套适合自己的运动装备必不可少,即使出现什么意外情况,也能做到有备无患。

鞋子

◎选择适合脚型的鞋

不少人有这样的经验:运动后脚部起泡,甚至发炎。这很可能是穿了不合适的运动鞋所致。运动时,双脚承受的压力是站立时的数倍,因此,穿不合适的鞋子运动,双脚更容易受伤。除了脚起泡、发炎外,也会造成脚趾关节肿胀,逐渐演变成足部关节变形。脚趾与脚趾间的骨头凸出处相互摩擦久了,还会形成鸡眼。如果不加以理会,便会带来足后跟疼痛以及骨刺和足弓疼痛的现象,这些都是足底筋膜炎的症状。患上足底筋膜炎,走起路来一步一痛心。不及时治疗,可能将进一步造成膝盖软骨软化和骨盆劳损等问题。

因此,一定要穿合适的鞋子。

一般人有三类脚型，分为标准型、扁平足、高弓足三类。据外国的统计，大约六成人有脚型偏差的问题，亚洲人又以扁平足居多。

很多人不晓得自己是属于什么足型，这里有个简单的测试方式：把脚底弄湿，印在薄纸上，就能一目了然。标准型选择鞋子很简单，下面的重点则要说一下另外两种脚型该如何选择鞋子。

1.扁平足者的脚底内侧足弓弧度小，站立时整个脚板几乎贴着地面。扁平足者跑步时，足踝会向内倾，增加了足部的负担。所以购买鞋子时，应选择足弓承托性能好，鞋垫有拱垫、鞋跟较硬、鞋底切割线直的运动鞋，否则就容易患上足底筋膜炎。

2.高弓足者则相反，足弓弧度太高，拱桥位难以贴近地面。高弓足者应选用有良好避震及承托性能的运动鞋，如有气垫的鞋子，即能减少震荡对脚部的伤害。

◎穿着时间不宜太长

刚买来的新鞋，穿的时间不要太长，因为鞋子还没有完全适合脚型，需要逐渐地与脚相适应和磨合。另外，一双鞋子穿久了，如有"Air"（气）的已经变成"漏气"，或者鞋底的防滑纹已磨光，就应该丢弃了。否则，会影响到健走的姿势，甚至危害到身体的健康。

◎避免"一鞋走天涯"

另外值得注意的是：避免"一鞋走天涯"。不同运动对于运动鞋的避震、防滑、弯折等性能都有不同的要求。所以,进行不同的运动,应穿适合的运动鞋。

跑步:运动鞋要轻,吸震力强,前脚掌位置要有弹性,以配合起跑的动作。

网球:这是较多停、扭动作的运动,运动鞋的防滑性能要好。

篮球:撞击与跳跃多,必须重视运动鞋的避震功能,穿较高靴型的运动鞋,可给予关节更好的保护,以减少扭伤脚踝的概率。

羽毛球等室内运动:走动要灵活,应选择较轻且柔软性高的运动鞋,因为较重的鞋子会加重脚步的疲劳。

健身:一般室内健身,可选择多功能运动鞋,防滑效果要好。

◎选鞋要诀

我们平均每天给脚施加的压力大约有800吨,因此,一定要让你的双脚得到充分的休息,更要好好保护它们。

好的运动鞋,应具备吸震、防滑、吸汗、护足的功能,除了能提高运动员的表现外,也能降低运动受伤的概率。穿错运动鞋引起的创伤,未必即时可看到,但日积月累后,就会造成劳损。尤其是中年人,由于骨骼开始减弱,更应注意。

健走鞋的基本要求是鞋底要有弹性,这样才可减少每走一步关节所承受的冲击,另外,鞋底也要比跑步鞋更容易弯曲,因为健走时脚后跟会蹬得更有力,脚的弯曲程度也更大,脚跟部需要稳定和牢固。健走时，脚跟是肩负全身重量的主力，如果经常健走，鞋的弹性会丧失得很快，有时虽然鞋还没有坏，但保护作用可能已经不太好了，因此一年最好换一双健走鞋。

如果要到泥路和石子路上健走养身的话，最好选择鞋底齿纹深且能保护脚踝的鞋子，踝关节就是脚掌上方的那个关节，在不平的地面上行走时，要对它多加保护。

◎买鞋的小窍门

在下午 3 至 4 点或运动后一小时内买鞋较佳，因为那时脚部会由于充血而略微胀大。

挑选鞋的时候，脚上要穿运动袜，一只脚穿新鞋，另一只脚穿旧鞋，这样相互比较之后，才能选到舒适、合脚的鞋。脚趾应与鞋的头部留有一定的间距，鞋子的长度比脚的实际长度应多出 2 至 3 厘米。

整个鞋采用轻质材料，鞋子的透气与防水功能要好。各种品牌的跑鞋售价不一，而不同的鞋面材料也对价格影响较大。最好选择鞋面用尼龙网编织而成的面料，其优点是，轻柔、透气性好，同时也能适应长距离的行走。

蹲下检查鞋子的弯折性能是否良好，鞋的前三分之一要柔软。

鞋的鞋跟要牢固，并要宽大稳固；鞋后帮的上端既要柔软，还要适当突起，以达到保护脚跟腱的作用，也可以保护腿脚等血液循环差的部位，但要不磨蹭外踝骨。

鞋面不要压脚背。鞋带下面要有衬舌，以保护脚背及脚肌腱，且鞋带不宜系绑得过紧。

鞋的头部最好要高且圆，应有翘起，因为健走在更多的时候是全脚掌落地，因此，健走的鞋要在前部有点空隙，约有 0.5~1 厘米的空间，好让脚趾伸展开，并感到鞋面的弹性，以避免挤伤脚趾，造成指甲出血。

脚后跟应有 0.5 厘米余量，鞋后跟有弹力便可以减缓冲击，脚后跟对着鞋跟，鞋的拱桥部对应脚心。

鞋底要比较厚并有弹性，因为健走时脚前部的弯曲角度是跑步的 2 倍，还要坚固耐磨、软硬适中，鞋底上面要有分布均匀的突起物，以达到防滑的作用；鞋底前三分之一处要较为柔软，以适合脚趾关节及脚背的活动；鞋底还要有柔软的夹层，以减轻健走时所带来的震动和冲击。

运动时，双脚承受的压力是站立时的数倍，因此，穿不合适的鞋子运动，双脚更容易受伤。

好的运动鞋，应具备吸震、防滑、吸汗、护足的功能，除了能提高运动员的表现外，也能降低运动受伤的概率。

也可在整个脚掌，或者脚前掌、脚跟等受压处放个软垫，降低脚底所承受的压力。

鞋跟不宜过高，尤其是爱美的女性，更不宜穿高跟鞋走远路或锻炼。高跟鞋虽然是能让女性步履体态更加优美的好帮手，但是，就在这美丽背后，却隐藏了不小的健康危机。穿上高跟鞋后，身体 60% 的重量需要由前脚掌支撑。久而久之，压力集中在脚趾，便容易发生趾外翻、趾囊炎等。而且高跟鞋穿的时间一长，骨盆就会前倾，胸腰后挺，令骨盆肌肉失去弹性，腿肚、背部肌肉也容易产生疲劳，甚至导致腰肌韧带损伤。另外，穿高跟鞋后平衡感会不好，如不留意，不仅会造成脚部酸痛、扭伤，甚至关节骨折等情况，严重时更会影响行走活动。职业女性也应该在办公室里准备一双舒适的平底鞋，经常和高跟鞋换穿，以减轻局部疲劳。一般健走的鞋跟约为 2 厘米左右比较适宜。

买鞋时要了解自己的脚型，鞋一般都是按照正常足弓高度设计的。扁平足因为足弓高度不够，容易重心不稳，运动时最好加上足弓垫，脚才不容易酸；而高足弓脚底受力面积小，需要更柔软的鞋垫平均分布承受的压力。

选鞋时，体重也是一个应考虑的因素。体重偏重的人应选稳定性高的鞋；体重轻的人最好选购避震能力强的鞋。

买鞋时不要"贪心"买大一号的，因为鞋子和脚步间的空间过大，就会失去提供足够的支撑性。

老人和孩童要穿鞋底较薄的鞋子，容易平衡。过胖的人则应选择吸震力强、鞋两边加强承托的鞋子。

也不要选择篮球鞋从事健走或跑步运动。因为篮球鞋两侧有坚硬的固定鞋帮，鞋底也具备均匀的厚度，这些设计虽然有利于脚的转动及突发性的移动，但不利于跑步运动；当然，也不要穿跑步鞋从事篮球、网球等球类运动。如果穿跑步鞋打篮球和网球等运动，常会造成脚部扭伤等伤害。

"走班族"可以在上班健走途中穿软底运动鞋、平底鞋或防滑鞋,到公司后再换与环境相配套的鞋子。

散步后回到家,最好打赤脚,彻底放松。洗澡时注意用热水泡脚,以缓解足部疲劳。洗完澡后,坐在床上,放松两腿,用手由下至上按摩,能促进新陈代谢。

◎糖尿病人选鞋有讲究

有10年以上糖尿病病程的患者,容易引发足部病变,轻则溃疡、起泡、变形,重则需要截肢。这是由于糖尿病人下肢血管容易发生动脉硬化,从而使血流变慢,血液供应不足,严重时会造成血管堵塞,使周围组织因缺血发生坏死;另外,糖尿病人的下肢神经病变,会使血管的运动减弱,局部组织的抵抗力下降,即使是很微小的创伤,比如鞋对脚部的挤压、袜子缝线对脚的摩擦等,都可能造成皮肤损伤,进而导致感染;而且如果患者血糖控制不佳,脚部血液里糖分很高,细菌就特别容易繁殖。只有选择一双合适的鞋子,才能把可能遇到的这些风险降到最低。

柔软的鞋能够减轻鞋面对脚部造成的压力,因为鞋面任何一个部位的压力过大,都有可能造成病人脚部皮肤的损坏或溃疡,鞋子太紧或者里面有突出硬物,都会对脚造成压力,并伤害患者的脚。因此,糖尿病患者穿的鞋子一定要舒适柔软,不能太硬,鞋的材料最好是棉布,而不是塑胶或其他较硬的材质。

另外，病人的鞋要与脚型完全相符，以减少鞋对脚的外部压力。而且，鞋底也要柔软有弹性，这样才有减震的作用，脚底的受力就不会过猛。鞋子应起到包裹、制约脚关节活动的作用，以减轻脚部肿胀，并缓解疼痛。

糖尿病人最好选择需系鞋带的鞋，因为脚发生肿胀是糖尿病人常有的症状，系鞋带的鞋可以调整鞋的松紧和大小，同时还可防止因脚部麻木、感觉不灵敏而造成鞋子脱落。

鞋的通气性也要好，最好有两三双鞋替换着穿。新鞋一般买回后，每天要试穿一段时间，直到完全适应。此外，还应时常检查足部，看看有无发红和水泡。

而根据有关专家的报告指出，对老年糖尿病患者而言，并不适合穿布鞋行走。

布鞋的优点是柔软、轻便、价廉，所以一般老年人都喜欢穿，可是就因为它太软，针、石子等极容易扎破鞋底。尤其是一些有神经病变的老年糖尿病患者，对疼痛的感觉很弱，往往扎破了脚都还无法察觉，严重的更会引起足部溃疡。专家建议，老年糖尿病患者应尽量在医生的指导下穿特质的鞋，最好是硬底、软垫、宽头的鞋，千万不要穿布鞋，因为布鞋受力点太均衡，不符合力学原理，长期穿着不当，会引起老茧或健走会有疼痛感，严重的会有足部溃疡的后果。

印度医学研究中心制作的"糖尿病人鞋"，在防止脱皮和溃烂方面有很好的效果；德国研究人员为糖尿病人设计了"水鞋"，这种鞋的中央特别安置了一层"水垫"，以保证在足部负重时，压力可以均匀地分散到足底的各个部分。所以,糖尿病患者最好还是穿特制的鞋,但这些特制的鞋,最好是在医生的指导下选择穿用。

最后,还要提醒糖尿病人,无论穿什么鞋,最好不要长久保持一个姿势,比如长时间的打牌或钓鱼等。用热水泡脚时,不要自己试水温,以免烫伤。

袜子

选择一双纯棉的运动短袜,这样能够更好地吸汗。另外,袜子不宜太紧,以免影响血液的流通。

衣着

走起路来,皮肤与皮肤之间的摩擦机会更多,损伤的程度也会最大。所以,在选择健走服装的时候,宽大的棉质 T 恤和长裤才是首选。

其他所有的动物行走的时候都是赤身裸体,但对于人类来说,当然不能这样。健走时的衣物最好要选择松软、宽松、舒适、有弹性,还能吸湿、透气的,让自己的心情和身体充分放松,从繁忙的工作生活中解脱出来,进入到舒适、休闲的运动状态。

因此,健走的时候,最好穿能吸汗的棉质衣服或运动服,出汗之后能很快地吸走汗水并保持皮肤的干爽。

另外，在健走时，随着运动量的增加，体温会升高，会觉得很热，所以衣服最好分几层穿，以方便在适当的时候增加或减少。但在乍暖还寒的天气时最易受凉，一定要注意保暖，千万不要大幅度地减少衣物。

衣服的选择还要适合当时的天气和运动量。有人认为，运动时多穿衣服容易发汗，汗出多了可以减肥。其实，这是个错误：出汗过多对于减肥是没有任何帮助的，出汗丢失的仅仅是水分，而无法达到减肥的效果。

在夏天，要穿轻薄且颜色较淡的衣服。另外，一定要擦防晒油，并戴上帽子。而在冬天，要穿多层衣服，贴身的衣服最好是做工和质地较好的棉质品、丝绸或轻薄的羊毛料子，这些料子可以帮助汗液从身体散发，并且能够防止皮肤发炎；外衣必须是透气性好的，天冷的时候，还要注意手脚的保暖，避免冻伤。不要在恶劣的天气里进行锻炼，同时也不要在空气不好的情况下进行锻炼，这些都同样不利于健康。

对于一些白领来说，上班需要穿制服或者正式服装。可以把服装和鞋事先存放于办公室，到了办公室之后再换上，下班时再换回运动装。如果离公司很远，也可以先健走足够的路程后，再转乘公交车上下班，同样可以达到锻炼的目的。

健走的时候，最好穿能吸汗的棉质衣服或运动服，出汗之后能很快地吸走汗水并保持皮肤的干爽。

其他物品

1.当健走的时间超过30分钟,就要随身携带水瓶了。准备一壶清茶水,适当加些糖、盐,因为清茶能生津止渴,糖、盐可防止流汗过多而引起的体内电解质平衡失调。必须注意饮水的"火候",当身体水分不足时,坚持运动容易感到疲劳,这时血液浓度升高,有时甚至会导致脑血管堵塞等严重后果。如果此时大量饮水,反而会增加胃肠及心脏的负担。因此,运动时喝水应讲究少量多次,在走的过程中感到口渴时,可喝点水,刚走完时,也可补充由于出汗失去的水分。但不要一次喝得过多,应在运动1~2个小时后,再充分补充水分。而且在运动中,不要把水瓶挂在身上,最好拿在手上。

2.女性健走还需要准备遮阳帽、防晒霜来保护肌肤。在野外健走时,千万不要喷香水,因为这样会招来蜜蜂或其他小虫子。

3.在空气质量不佳的地方健走时,可以戴上口罩,运动完后要洗脸。

4.带一个计步器,这样才能更精确地知道你到底走了多远的距离,运动的程度是怎样,以备以后运动时参考。

5.带上手机或是一些零钱,如果遇到什么紧急情况,才能使自己免于尴尬。

6.带着随身听或MP3,这样就可以一边运动,一边欣赏喜欢的音乐了。

7.外出活动安全第一,要告诉家人外出的时间、地点,身体有疾病的人,要佩戴标有姓名、住址、血型、常见病症等基本情况的便条,以便发生意外时能及时得到救治和与家人联系。糖尿病人最好能随身携带"病情卡",以防出现意外昏迷时被送到急诊而误输葡萄糖水。

8.也可在家中使用跑步机。不过,到屋外呼吸新鲜空气,沐浴阳光,会让人更心旷神怡,健走效果更好。

9.如果是糖尿病人,运动时间长的话,应随身携带些食品,以防止低血糖的发生。运动量增加前,应适当减少胰岛素剂量或少量进食。运动中若有心血管方面的不适,要及时停止运动,并立刻到医院处理。

10.手腕上什么东西也不要带,即使很轻的分量,也会给手腕、臂肘和肩膀施加额外的压力。

运动时喝水应讲究少量多次,在走的过程中感到口渴时,可喝点水,刚走完时,也可补充由于出汗失去的水分,但不要一次喝得过多,应在运动 1~2 个小时后,再充分补充水分。

注意！小心健走

健走前的准备

健走养生注意循序渐进，量力而为，做到形劳而不倦，否则过劳耗气伤形，就达不到养生的目的。

养生的散步，全身应自然放松，调匀呼吸，从容散步。若身体拘束紧张，动作必然会僵硬而不协调，影响肌肉和关节的活动，这样就达不到锻炼的目的。

在散步时，步履要轻松，就像闲庭信步，周身的气血才可以调达平和、百脉流通。散步时要从容和缓，不要匆忙，也不要在这个时候想事情。这样，悠闲的情绪、愉快的心情，不仅能提高散步的兴趣，也是散步养生的一个重要要素。

如果是为了锻炼心肺功能的快步走，要先做热身运动，以免肌肉因为突然运动而不适应，进而造成疼痛。要慢慢开始，逐渐增加运动量，在热身活动和锻炼后的休息时，应进行温和的伸展运动，如活动一下四肢，轻轻压一压腿部的肌肉和韧带，伸伸腿、拉拉筋，做一些下蹲运动等,活动活动各个关节和肌肉群,以增加全身的柔韧性,使心率有所增加,使自己的身体进入运动状态。漫步 5 分钟后,等自己身体各部位的肌肉放松,就可以加快步伐了。

选择健走的时间、地点、路线

◎健走的时间应恰当

锻炼贵在持续,不应该因为外界环境或自身因素而产生怠惰心理。因此,各个季节都应不遗余力,坚持锻炼,相信自己,一定可以让自己看到很好的健走效果。

清晨健走

许多人养成了清晨早起运动的习惯。早晨起床后,或在庭院之中,或在林荫大道等空气清新、四周宁静之地健走,清新宁静的环境让人心情愉悦。选择上学或上班以前健走,既不影响白天的学习和工作,且能加快脑部的供血和供氧,使人彻底从夜间的睡眠状态走出来,让精神抖擞,保持一天的活力,并有助于开朗乐观的心情,以维持良好的工作学习状态。另外,早上刚醒来的时候,胃肠蠕动功能尚未恢复,人们往往食欲不佳,或消化不好。而健走可以增加食欲。学生还可以利用早上健走运动的时间背课文、听英语等,一举多得。

春季的清晨是健走最适合的时令,因为春天是万物争荣的季节,人也随着春生之势而动。秋冬季节寒冷的清晨,也应克服困难与怠惰心理,坚持运动,这样才有助于使身体热量增加,提高机体适应性和免疫力,不容易染患感冒等疾病。

另外,记得出门之前应排空宿尿及宿便,这样才有助于排出体内毒素。也可以喝一杯冷开水刺激肠胃蠕动。

但清晨运动不宜太剧烈,尤其是空腹的时候。因为这个时候机体还处于低代谢状态,突然剧烈或长时间的活动,体内养分不足,容易发生低血糖;而且树木夜间不能进行光合作用释放氧气,因此清晨时空气中的氧气含量是最低的。在太阳出来以前,气温较低,冬末春初的季节昼夜温差尤其较大,因此,要注意气候变化,适当增减衣服。运动后身体散热快,要及时添加衣服以免着凉。

但特别要注意的是,清晨运动虽然是很好的健身养生方式,但并不是人人都适合,老年人就不适宜在清晨运动。

因为从医学角度来讲,老年人一般都有很多慢性疾病,尤其是心脑血管疾病患者,清晨运动时容易发生意外。医学家们发现,心脑血管疾病患者的发病时间和死亡时间常在早晨。美国一位医生,对近5 000名罹患心脑血管疾病人的死亡时间进行分析,发现有三分之二的病人死亡时间是发生在早晨6至8点时;一些日本专家研究认为,清晨跑步有可能直接导致心脑血管栓塞,而晚间运动对老年人和心血管疾病患者来说,才是有益的。他们对参加试验的志愿者(晨间跑步和晚间跑步)的血液分析结果进行比较,得出了明确的结论:早晨跑步增加了血管中出现血栓的可能性。

　　因此,对于心脑血管疾病患者在晨间的活动,应采取有力措施,进行积极预防。

心脑血管疾病患者晨间活动应采取的有力措施

·早晨醒来以后应继续躺在床上几分钟,然后再缓慢起床,不要立即起身。起床的时候,动作也不要过快。
·运动时间最好改在晚上,并根据自己身体情况,选择力所能及的运动,如散步、慢跑、快走、太极拳、气功、健身操等,避免从事剧烈活动。另外,要选择自己熟悉的场地锻炼。
·早晚一杯水,大有好处。为了补充晚上睡眠时散失的水分,避免导致血液黏稠,请在晚上睡觉前和早晨起床后各喝一杯温开水,必要时,在夜间醒来的时候,还可以再喝一杯。
·高血压和冠心病患者起床后,在喝水的同时,最好服用降压药和扩张冠状动脉药,以避免血压波动上升过快和心脏供血不足。

上午或下午健走

　　上午比较好的健走时间是吃完早饭,太阳升起以后,一般是上午9至10点。因为此时多数人刚吃过早饭,身体已经补充了足够的能量,代谢也已逐渐恢复到正常的水准。

　　另外,下午3点也是最佳的运动时间。这个时间比较适合身体状况较差的老年人及幼儿。这个时候健走,属于饭后半小时至二小时散步,不仅不增加胃肠负担,还有助于消化。而且这时候日照较好也不剧烈,可以促进体内合成维生素D,防止骨质疏松,小儿可预防佝偻病;但仍要注意避免夏日时剧烈的日晒。

老年人因为生活单一,比较孤独,疾病缠身,儿女忙碌又很少有时间陪伴,因此大约60%以上的老人都有抑郁情绪,于是老年抑郁症患者也在逐年增多。选取这个时间出门活动,增加日晒,可以有助于心情愉悦,防治抑郁。也可以约几位老人结伴同行,互相聊天交流。最好有儿女或老伴相陪,增加感情,让老人体验到关怀的心意与悉心的照料,这会让老人既健身又舒心,一举两得。

清晨运动虽然是很好的健身养生方式,但并不是人人都适合,老年人就不适宜在清晨运动。

傍晚或晚间健走

这里是指晚饭后的健走,一般是晚上7点到9点。

中老年人最好将健走时间放在晚上7点。因为这个时候体内抗凝系统最活跃,运动可增强抗凝功能,有助于防止血栓形成,从而预防冠心病、中风等疾病的发生。

睡前健走

《柴岩隐书》上说:"每夜欲睡时,绕室行千步,始就枕。"这是因为"善行则身劳,劳则思息"。这里提倡的是临睡前的健走,如前文提到

"运动有助于睡眠"时所述,睡前是否应活动目前说法不一,应依据个人条件或习惯来决定。但是,在睡前 1 小时内一般不提倡剧烈运动,而可以做些简单、舒缓的运动,能够很好地促进睡眠。

适合健走的地点和路线

1.自然路径:比较适合周末或假日的休息时间。一般是远离闹市的郊区、湖边,或者风景优美、空气新鲜、视野开阔的乡村、公园,也可以是草地、河边、湖畔、海岸等地方。这些地方远离人群,负离子含量高,环境质量好。

负离子可使大脑皮层功能及脑力活动加强,精神振奋,工作效益提高,能使睡眠品质得到改善。另外,还可使脑组织的氧化过程力度加强,使脑组织获得更多的氧。在城市中负离子含量一般为每立方米 70至 500 个,公园为 170 至 600 个,山区为 240 至 1 100 个,喷泉、瀑布则为 4 000 多个。因此,经常去这些地方走走,对大脑的健康是有很大益处的。

2.居住路径:自然路径一般离生活的地方比较远,有时不是很方便。可以选择居住路径,如居住的社区道路或比较寂静的街道。这些地方一般路线畅通、平坦,有的地方还有健身器械的辅助。其中可以是公园小径、学校操场、住所附近,甚至是上下班途经的小路,如果沿途有美景相伴,则更添健走乐趣。

这条路线必须人流量少、通风、空气好，最好两侧有树木花草，汽车道路离得越远越好。此外，应尽量减少在太硬和高低不平的场地上健走。如果是快走健身，可尝试平坦与坡路并进，步急与步缓交替的方案，但要注意安全，也不要妨碍交通。

3.上班路径：就是在每天上下班的途中进行健走。现在有些人抓紧各种机会进行健走，比如不搭电梯而走楼梯、不坐车而健走上下班，因此出现了所谓的"走班族"。他们往来于居所——公司——居所，或居所——车站——公司——车站——居所之间。提前10分钟出门，健走走到车站，或提前一站下车走回家。多走1公里就多消耗50卡热量，每消耗1卡约要走30步，所以说，走路上班是很好的保持身材方式。

4.商场路径：在商场、超市及购物中心等地方，一边购物一边健走，两全其美。相较于自然路线，它不受天气的限制和影响，但这些地方人流量大，空气品质不佳，不宜每天锻炼。

5.健身房：在健身房或住所里的跑步机上进行。

找搭档

如果有志同道合的朋友和自己一起健走，那样更好。健走重在坚持，持之以恒才会有好的效果，如果有人和自己一起运动，可以互相监督，互相鼓励，这样会大大提高坚持度。如果有爱人、朋友和子女作伴则更好，还能增进感情交流，一举多得。

其他注意事项

1.最好先吃点东西,再开始健走,但也不宜吃得过饱。清晨容易血液黏稠,运动中还会出汗,而事先和运动后的补水必不可少。

2.每次健走时,在快步走之前应先用慢步走来热身。快步走之后,再以中速走做整理运动。

3.健走开始后不能随意停下,否则达不到效果。其实慢慢走,只要坚持得久些,运动效果同样理想。

4.健走运动后别忘了做一些放松运动。

5.健走运动要循序渐进,运动强度应由小到大,运动时间由短到长。

6.运动后不要马上说话或进行冷、热水浴,而应先把汗水擦干,待脉率恢复到正常时再进行温水淋浴。

四季健走注意事项

春季：要避开早晚气温较低的时段。健走时，身体发热出汗后不要轻易脱衣，以防受寒致病。每次出行时要及时补水。

夏季：避开午后，选择早晨或傍晚为宜，中老年人则最好选择傍晚。应配备伞、太阳眼镜和遮阳帽等防晒用品。行走过程不宜贪凉饮冷。适量饮水。随身携带一些防暑用品。

秋季：做好准备活动，防止关节韧带拉伤和肌肉拉伤。及时增减衣服，以防受凉感冒。秋季早晚气温低，不可穿着太少。锻炼后切忌穿着汗湿的衣服在冷风中逗留。

冬季：热身活动要充分，运动后及时擦汗。换掉出汗的运动服装、鞋袜，同时穿衣戴帽，防止热量散失。选择向阳、风小的地方。掌握适当的运动量，感觉不适不可勉强。

健走贵在坚持

．．

锻炼身体是必须持之以恒的。古人说："千里之行，始于足下。""冬走三九，夏走三伏"，只有经常坚持运动，才能够保持良好的身体和精神面貌。但正像老虎有时也会打盹一样，惰性情绪是很自然的，而且还会为自己的惰性找出"晚上加班了"、"酒喝多了"等等理由。因此，坚持不懈地运动往往是说起来容易，做起来难，偶尔进行几次运动谁都能够做到，但如果持之以恒地坚持，实在是不容易做到。

持之以恒，是开启胜利之门的金钥匙。一个人有了坚强的毅力和恒心，就能轻而易举战胜一切困难；反之，一暴十寒，终将一事无成。

如何持之以恒地坚持健走

喜爱你的运动：健走看起来较为枯燥和寂寞，但你可以给它许多"添加剂"，然后慢慢地喜欢上它。你可以给健走添加许多健身"花样"，如为自己的运动计步记数；在出门前默念你所钟爱的名言鼓励自己；要对自己的身体有信心，对每一点进步都予以鼓励，并每时每刻告诉自己："我一定行！"如果真的因为各种原因中断了运动,"百"天打鱼,"一"天晒网,也是自己的飞跃,仍要重拾信心继续坚持。

选择力所能及的健走方案:中老年人运动时,往往给自己定的要求太高,结果因为选择的方案有误,而影响自己的情绪,最后导致半途而废,比如一开始便给自己定下很长时间或距离的目标,结果因为体力无法负荷而不得不半途放弃,这都是因为选择的错误。

不可急于求成:大多数运动者可能都会有这样的感觉,自己运动的效果并不如自己想象的或者期望的好,而事实上,健走往往无法取得立竿见影的效果,操之过急的想法是违反科学的,应该尽可能在健走的过程中感受其间的乐趣。

与朋友结伴健走:与朋友结伴进行健走,可以在健走时不感到枯燥乏味,而且可通过同伴间的鼓励、竞争和指点,使健走变得更加富有魅力。另外,与朋友一起锻炼,可以在这个快节奏的时代里通过这样的机会,加强与朋友间的沟通与交流,增进朋友间的感情。

风雨无阻:除了身体条件差,有多种慢性疾病的老年人或免疫力低下的人群,对外界的环境变化很敏感,不宜在恶劣天气运动,有心脑血管疾病的人群还不宜在冬季运动。然而,对于大多数健走者,或者经过一段时间健身而有疾病的人群,应力求做到风雨无阻地坚持锻炼。锻炼一旦中断,便会大大增加惰性,减低坚持的信心。健身的成果需要累积,如果"三天打鱼,两天晒网",就远远达不到健身效果。其实,对身体健康的人来说,有时候雨中散步也是一种乐趣。事实上,碰到恶劣天气的概率并不高，不要让此成为中断运动的借口。实在不宜运动的天气，也可以在室内或健身房里进行。

"没时间"绝对是借口！

Keep Walking

第四章

变着花样走

讲求实效的走路方法

婴儿散步好处多

运动对人体来说是重要的生理刺激之一，它能够系统而有效地刺激活动感受分析器——大脑支配着人的各种复杂活动，而这些活动又反过来使大脑产生相应的条件反射。因此，孩子从婴幼儿时期就开始进行适当的运动，不仅可锻炼身体，也能促使智力迅速发育。其中，"散步"是最适合孩子的运动方式。

婴儿满月后，大人就可以抱孩子到室外活动——"散步"了，每天5至10分钟。婴儿在"散步"时，可以改善机体的气体交换状况，使体内血氧含量增多，有助于其健康发育。

婴儿2至4个月时，父母应让孩子适应四肢运动。最简单的方法是：让婴儿平卧，先将其两上肢交叉伸屈，再将两下肢交叉伸屈，最后上下肢同时伸屈。每一组动作重复2至3次，这样便可以达到锻炼肩部及腿部肌肉的目的。

婴儿4至6个月时，是开始练习翻身的时候。对孩子而言，翻身也是一种运动哦！父母可以适当地帮助孩子完成，方法是：用手握住婴儿双脚，将身体左右翻转。在婴儿翻身还不是很自如的时候，可以用一只手握住他的脚，另一只手托住上身，帮助孩子翻身。

婴儿6至8个月时，是孩子开始练习爬的时候。父母可以在床上放置一些色彩比较鲜艳的玩具(带响声的更好)，这样一来，婴儿见到玩具或听到响声，就会探身、滚爬着去摸拿那些玩具，这正是对孩子有益的运动，能够促使婴儿自身的协调性、灵敏性提高。

婴儿8至10个月时，就可以开始练习独自站立了。方法是：让婴儿俯卧，将两脚提起，再慢慢放下。这样重复几次，能够锻炼孩子上身和腕部的力量。

婴儿10至12个月时，可以做一些健走的准备运动了。首先，让婴儿蹲着或跪着，拉住婴儿的双手，让他慢慢站起，这样重复多次，来锻炼他下肢的肌肉。

锻炼一段时间后，婴儿就可以试着走一走了，这时父母可以扶住孩子两腋，让他上下跳动。这样既能锻炼身体各器官的生理功能，又能增加幼儿的欢快心理。还可以在孩子上方挂一个彩球等小物件，让孩子主动走上前去够拿。

要强调的是，婴儿运动要根据不同生长时期的特点进行，要循序渐进，不可因为父母性急而盲目超前。

◎孩子学走路越早，发育越好吗

　　有的父母看到邻居家的孩子早早就能走路了，便让自家的孩子过早地站立、学健走。还有人认为，孩子如果早一点会走，说明孩子的身体发育较好。甚至不顾孩子的实际身体状况，一厢情愿地过早教孩子学走路。

　　事实上，孩子是否能站立、走路，与其神经系统的发育、全身的协调、腿部的力量，以及锻炼、营养、教育等因素都有关系。每个孩子站立和独立行走的时间是有很大差异的。一般孩子在出生后的 11 个月左右就应该可以站稳，并扶着东西走路了。如果不顾孩子的具体情况，过早让他学走路，对孩子的腿部发育是有害的，甚至会导致骨骼发育畸形。

　　人体骨骼是由有机物骨胶原和无机物钙盐等组成，骨胶原使骨骼富有弹性和韧性，钙盐可以使骨骼坚硬。在人体发育的过程中，这两种物质的比例会根据年龄的不同而变化。婴儿及幼儿时期，由于骨骼中含骨胶质较多，骨骼还比较软弱，因此不能长时间支撑整个身体重量。如果此时学习走路，双腿会因负重过大而出现骨骼弯曲，形成"O"形腿或"X"形腿，以后再想矫正就比较困难了。尤其是缺钙的小儿，更不能过早学习走路。如果孩子到出生以后 15 个月仍然不能走路，就要到医院去检查一下，看看是不是神经或运动系统存在异常。

　　日本一位教授针对幼儿的脚经过连续 30 年的测量和观察后认为，

幼儿脚的发育比过去大约延迟了 6 年。过去 6 岁左右,就能完成的足弓及脚底韧带发育,现在却要到 12 岁时才能形成。

有关幼儿脚部发育延迟的原因,传统的观点认为,是因为现代儿童乘车过多、走路过少,脚部运动减少所造成。另外,对于大多数孩子来说,凸凹不平的地面没有了,减少了有利于脚部发育的摩擦,再有就是选择鞋袜的因素,也是影响幼儿足部发育的一项原因。

另外,新生儿的脚趾是张开的,到了 3 岁便五趾收拢形成倒"台"字形。但现代幼儿的脚普遍有些发育不正常,脚形更接近长方形。而这种脚型容易使身体重心由足弓移向脚跟,因而发生走路姿势不良,成为成年后腰痛的重要原因之一。此外,现代儿童的拇指外翻发生率也增加了。拇指前翘不能接触地面,即容易发生浮指,或出现内移、外移情况。

研究发现,浮指可能是由于左右脚穿了相同尺码的鞋所造成。因为在幼儿的发育中,左右脚原本一个大一个小——左脚作为支撑足,通常比作为机能足的右脚要长、要大,所以穿一样大的鞋,就不能满足两脚发育的实际需求。此外,光滑的化纤袜子也是造成孩子脚部发育迟缓的原因之一,因为袜子过于光滑,阻力就小了,这样就不利于脚趾的发育。

◎学走路不能指望学步车

俗话说:"七滚八爬周会走。"意思是说,孩子七个月会滚,八个月能爬，一周岁就可以走路了。而教宝宝学走路可不是件轻松事，常常累得父母腰酸背疼。于是，很多妈妈早早准备好学步车，孩子才刚能坐稳，就被放了进去。然而，专家认为，学步车虽然"解放"了父母，却很可能耽误了孩子。

爱尔兰国立都柏林大学的专家针对190名婴儿进行的一项调查显示，102名使用学步车的婴儿开始爬行、独自站立和行走的时间较晚。例如，使用学步车的婴儿在13个月龄时才开始爬行，而不用学步车者要早三四周。研究人员还发现，用学步车的时间越长，运动能力延迟就越明显。使用学步车的时间每增加24小时，独自站立和独立行走的时间就会延迟3天多。

利用学步车人为"助走"，是违背婴儿生长规律的，且不利于宝宝腿部力量的锻炼，更无法养成正确的走路姿势。这是因为，在使用学步车的时候，宝宝趴在车上，上身支撑着身体的重量，而腿部不用力。而且走路时，脚跟基本不用着地，只需靠脚尖轻轻一踮，就可以触地滑行。久而久之，宝宝就形成前脚掌着地的"欠脚"走路姿势。

在学步车里健走时，孩子的身体四周都有保护，不能体会到独立行走的感觉，还会出现身体重心不稳、两腿迈不开步等现象，反而导致了行走延迟。此外，学步车固然能保护宝宝不摔倒，但也因此使他们失去了对平衡能力和身体协调能力的锻炼。

婴儿运动要根据不同生长时期的特点进行，要循序渐进，不可因为父母性急而盲目超前。

很多父母总是担心孩子独立走路走不稳，总是摔跤，其实，孩子的平衡能力以及动作协调性，都是在一次次地摔倒、一次次地爬起中锻炼出来的。学习走路时摔倒后再爬起来，也是一个克服挫折的过程，孩子的成长绝对不能少了这个阶段，它不但可以增强手、足、胸、腹、腰、背、四肢肌肉力量，还能锻炼协调性，增加活动量，促进新陈代谢，还有利于孩子抗挫折的能力和不屈不挠的精神。

另外，孩子在学走路的过程中，父母的"搀扶"也一定不能忽视。宝宝学习走路时，父母在前面的鼓励、宝宝冲入父母怀中的喜悦感，都是学步车不能替代的。家长可以让宝宝扶着墙面、沙发、茶几、小床、栏杆等慢慢移动脚步，爸爸、妈妈在宝宝身后，扶住宝宝的胳膊，带动他向前迈步，慢慢过渡到握住一只胳膊让他自己走，这期间还可以配合口令，以调动宝宝的兴趣。

◎走路不稳要及时矫正

经常看见一岁多的孩子，有的老让妈妈抱着，有的学走路时晃着晃着就摔跤了，还有的走起路来像只小鸭子，左摇右摆，这些现象都说明了孩子走路的姿势不对，父母们千万要注意，步态异常往往是疾病所致，一定要及时矫正。

孩子如果有以下几种情况，又没有及时发现和纠正，会对往后的成长发育造成很大影响。

"八字脚"：八字脚有两种情况，一是"X"形腿，这样的宝宝必须夹着大腿走路，所以不爱走长路，老嚷着让妈妈抱；而"O"形腿的宝宝走路像骑马。不过不用担心，这两种步态一般在两岁左右能慢慢恢复正常，但如果一直这样，又有缺钙和缺维生素的迹象，就需要治疗了。

鸭行步态：行走时挺腰凸肚，臀部左右摇摆像鸭子一样，两条腿移动也很慢。如果不小心摔倒了，要用手撑地、弯腰，或用手撑膝关节才能站起来。这种步态一开始学步就很明显，一种原因是，因为孩子还是平足，走的过程中要慢慢练，不妨让他蹬蹬童车，一般到5岁前就会自然出现弧度；另一种原因是，由于两侧先天性髋关节脱位，也见于进行性肌营养不良的表现，也可能是佝偻病。

剪刀步态：双腿僵硬，两脚向内交叉，膝部靠近就像剪刀一样。行走时步态小而慢，经常脚尖踩地，就像在跳芭蕾舞，这有可能是因为双侧大脑或脊髓的病变，如脑性瘫痪或家族性痉挛性截瘫。

公鸡步态：站立时两大腿靠近，小腿略分开，双脚像是用脚尖在站立。行走时像跳芭蕾舞一样，脚尖着地，这有可能是脊髓病变，如炎症、截瘫等。

跳跃步态：多见于患有注射性臀肌挛缩症的儿童，这是由于患儿在1~2岁期间肌内注射过多所造成，表现为下蹲时两膝不能并拢，两腿必须分开，两侧髋关节呈外展、外旋姿势，就像青蛙屈曲时的后肢。站立时，两下肢轻度外旋，不能完全并拢，呈"外八字"，快步走时，由于屈髋受限，步态呈跳跃状，故被称为跳步。

事实上，宝宝学步时的跌撞、摔跤都是正常的，在跌撞中，他能很好地控制脚步。不过，如果到两岁后还是这么跌撞着走，那么很可能是因为某种疾病所致，就要带他去医院诊治了。

走路有利于儿童生长发育

一般四肢骨骼（长骨）中间较细的部分称为骨干，两端较膨大的部分称为骨，骨干与骨之间的交界处有一层软骨，称为板。这层软骨就是长骨不断加长的基础，一个人在 17~20 岁前，这些软骨细胞一直保持着繁殖能力，不断分裂生长，生成新的软骨，软骨再经过骨化等一系列过程，变成硬质的骨，使骨头得以增长，我们的身高也因此而长高。

同时，骨干的四周存在骨膜，骨膜也以膜内成骨的方式使骨增粗。随着骨增粗、增长，骨头也慢慢定型。

与成人比较，儿童的骨骼比较柔软、可塑性大，适量的运动能够刺激骨骼的生长，有助于钙在骨质的沉积，使小儿骨骼强健，还能使孩子的活动能力、适应环境能力、抵抗力、体质等都有所增强。

但是，儿童肌肉纤维比较细，力量也相对弱；心脏的收缩力也弱，不能供应长时间剧烈运动所需的大量血液；而且，小孩的大脑耐力较差，容易兴奋也容易疲劳。因此，小儿的平常活动要适量，动静结合。因此，走路是最适合孩子的运动方式。

值得一提的是，经常带孩子出去做些户外活动，还能够起到预防小儿患"罗圈腿"的作用。医学上称罗圈腿为"O"形腿，是小儿常见的维生素 D 缺乏性佝偻病的一种表现。该病主要致使儿童的骨骼钙化障碍，以及钙不能沉积而引起骨样组织堆积，使儿童生长期骨骼改变、肌肉松弛。小儿在 6~12 个月的时候是此病的高发期，2 岁以后逐渐减少。小儿在刚刚学走路的时候，如果患有此病，由于腿上的长骨钙化不良，站立、行走时身体的重量压在腿骨上，腿骨承受不住，就会逐渐弯曲，双膝关节向外移不能并拢，而形成"O"形腿。

所以说，形成"O"形腿主要是因为维生素 D 缺乏所致。而常晒太阳，对维生素 D 的吸收有很大好处，因为太阳光中的紫外线可以促使皮肤内源性维生素D的合成，并且也是人体活性维生素D生成的主要来源。小儿要多晒太阳，多参加户外活动。此外，还应辅助补充外源性维生素 D，如果等形成了"O"形腿，再服维生素 D 治疗就无效了。尤其是孕妇，冬季怀孕时，更要在医生的指导下适量补充维生素 D；小儿从出生 1 个月开始，就应该补充维生素 D 制剂的鱼肝油；两岁以后小儿生长开始减慢，而且骨骼已经发育，一般不易发生佝偻病，此时无须再人为服用维生素 D。

成人在带领幼儿练习时，要用正面、积极的方法进行诱导，切忌采用单调、重复、强硬的手段。

　　此外，儿童经常健走，对其心血管机能的发育也非常重要。通过长期的耐力运动，可以使儿童的心脏收缩有力，血管壁弹性增强，同时还可通过对植物神经系统的良好刺激及调节，缓解儿童由于植物神经稳定性差，而出现的心血管机能生理性异常，如窦性心律不齐、青春期高血压等。

◎怎样带孩子散步

　　孩子会走了，就应经常带孩子到户外活动，即便天气很寒凉，也应该给孩子穿好衣服、鞋袜，带到外面去玩玩，除非刮大风或大雨天。因为会走路的孩子非常需要消耗精力，应该让他在公园里跑跑，否则就会像困在铁笼里的小狮子那样不耐烦。同时，孩子从 1.5~2 岁起就在户外活动，既能娱乐，又可以放松肌肉。另外，让孩子到户外活动，还会遇到许多小伙伴，与小伙伴们一起玩耍的过程，可以让孩子学会如何与人交往互动。

　　那么，带 1~2 岁的孩子去散步时，应该注意哪些问题呢？

　　首先，不要拉着孩子的手催他快快走，孩子有他自己的速度，他还要观察周围的人和事物。如果是在人行道上散步，为了安全，可以让孩子在靠里面的一边走,而你在靠车行道的一边走。如果是在公园里,就没必要拉着孩子的手了。

过马路的时候,最好将孩子抱起来,因为如果拉着孩子的胳膊横过马路,一着急用劲大了,就很容易拉伤孩子的胳膊,甚至使关节脱臼。假如脱臼了,请不要自己试着给孩子的胳膊复位,应尽快去医院看小儿外科。

热天带孩子外出散步,还应给孩子带上饮料(白开水最好),因为孩子活动量大,出汗多,很容易口渴。此外,还应带上一些玩具。

带孩子去散步时,还应根据孩子的大小、当时的天气情况,和所要去的地方远近等,多准备几件衣服。如果孩子会跑了,又有小朋友一起玩,活动量就很大了,应在外面穿件外套,这样可以随时脱、穿,免得出汗后着凉。如果孩子自己单独玩玩具,就应给他穿暖和些的衣服,但应方便活动。

◎训练孩子走路的自然与协调

4 岁的孩子走路时,应该上身正直,上下肢协调,但有的孩子走路姿势不自然、不协调,其原因大致有以下两种:

1.平时养成不良习惯。从幼儿刚学会走路时,成人未注意到孩子走路时不正确的姿势,没能及时地纠正。

2.心理过分紧张。无论是大人还是小孩,在正常情况下,通常是不会出现走时不协调的。只有在一定环境条件下才会出现,如在周围气氛很严肃及听口令"齐步走"时,孩子就会由于心理过分紧张,而出现不自然、不协调的走路姿态。

以上情况可采取以下的方法进行指导纠正:

1.指导幼儿观察成人的走路姿势,让幼儿知道正确的走路姿势看起来很美观,使孩子产生学习、仿效的心理需求。

2.让大一点的幼儿做示范动作,并说明要领:"上体正直,上下肢自然协调地走。"

3.成人可带领幼儿在轻松愉快的环境下,一起念儿歌做游戏进行练习。"来来来,大家来排队,快快快,跟着朋友走。"每次游戏的时间不能太长,以防幼儿乏味和过分疲劳。成人要及时对幼儿进行鼓励,让幼儿用愉快的心情参加练习。

散步是孕妇最适宜的运动

女性在妊娠的过程中,由于雌性激素的作用和过去不同,容易呈现不安定的状态。所以,这个时候对任何事都很敏感,还经常会感到焦急或闷闷不乐,而且随着肚子越来越大,就会越懒得动,特别是初次生产的人,更因为担心流产、早产,而常常整天待在家里。如此一来,既会积存压力,还缺乏运动。这对胎儿是非常不好的。妊娠中,为了让生活更加生动,心情更加舒畅,应该经常到外面去走走,借此调剂身心,提高身体素质。

孕妇临近预产期的时候，妇产科医师都会嘱咐要多散散步，走动走动。因为适量的运动有利于自然分娩，而散步确实是孕妇最适宜的运动。有节律而平静的走路，可以使腿肌、腹壁肌、心肌加强活动。由于血管的容量扩大，肝和脾所储存的血液便进入了血管，动脉血的大量增加和血液循环的加快，使得身体细胞的营养，特别是心肌的营养能有良好的作用。同时，在散步中，肺的通气量增加，呼吸变得深沉，所以才说散步是增强孕妇和胎儿健康的有效方法。

另外，散步时最好请丈夫陪同，这样不但可以增加夫妻间的交流，还能培养丈夫对胎儿的感情。

◎散步能有效刺激规律的子宫收缩

对胎儿来说，最舒适的感觉就是子宫自动收缩引起的皮肤刺激。通常，子宫的自动收缩是一分钟一次，这种规律的收缩会反复而有节奏地压迫皮肤，胎儿最喜欢这种压迫感，而且这种压迫还能够促进胎儿的脑部发育。

以前的人从来不会想到胎儿也会吸吮手指，自从有了超声波诊断装置以后，已经可以清楚地知道这点。吸吮手指，表示胎儿的嘴唇已经有皮肤感觉。正因为有皮肤感觉，胎儿才会含着碰到嘴唇的手指，或者是吸吮手指。这种皮肤感觉，是在视觉或听觉等感觉中最先发育的，当然，这也是一种很重要的感觉，因为皮肤与脑有非常类似的性质与功能，所以刺激皮肤，可以让皮肤的感觉发达，进而促进婴儿大脑的发育。

能够给予胎儿和子宫收缩感觉一样舒适刺激的，就是散步。在天气晴朗的日子，母亲以轻松的心情散步，子宫便会产生有规律的收缩。

◎孕妇散步要慎择环境

孕妇在散步时，必须要选一个好的散步地点。通常，花草茂盛、绿树成荫的公园，干净的水塘湖泊边，绿草如茵的郊外等，都是理想的散步场所。这些地方空气清新，氧气浓度高，灰尘和噪音少，孕妇置身于这样宜人的环境中散步，必能身心愉悦，更有利于胎儿的生长发育。因此，孕妇可以在自家周围选择一些清洁僻静的街道、公园等地方作为散步地点，累了也可以及时回家休息。

有的孕妇因为居住环境的限制，就由丈夫或家人陪着在马路上散步。其实，孕妇在马路上散步不利于健康。因为马路上车辆川流不息，所排放的废气中不乏致癌致畸的物质，严重影响着人体的健康。据有关资料显示：汽车废气中的一氧化碳与人体血红蛋白的结合能力，是氧气的 250 倍，对人的呼吸循环系统有着严重的危害。废气中的氮氧化合物主要是二氧化氮，对人和植物都有极强的毒性，能引起呼吸道感染和哮喘，使肺功能下降。成人都不免致病，更别说抵抗力很弱的孕妇及胎儿了。此外，闹市区、市集以及交通要道的马路大街，或商场里，都不是好的散步场所，这些地方的空气混浊，汽车马达轰鸣、刺耳的高音喇叭等噪音，都会对孕妇及胎儿的健康造成极为不利的影响。

适量的运动有利于自然分娩,而散步确实是孕妇最适宜的运动。有节律而平静的走路,可以使腿肌、腹壁肌、心肌加强活动,使得身体细胞的营养,特别是心肌的营养能有良好的作用。同时,在散步中,肺的通气量增加,呼吸变得深沉。

◎孕妇散步的方式

孕妇散步不宜过量,一般而言,应该以阶梯式的方式逐渐延长散步的时间为宜。有些孕妇在妊娠前一直都在运动,认为自己很有体力,以致在一开始就想走得远一点。然而,突然给予过大的刺激,反而会因为子宫肌剧烈收缩而产生危险,因此妊娠中最好从轻松散步开始。而且也不宜一开始怀孕就去散步,最好是在妊娠 15 周左右进入安定期时,再开始散步。

另外,孕妇散步最初不要在意量和速度。开始的时候可以散步 10 分钟左右。如果某天散步觉得疲倦了,隔一天也无所谓。即使是走路购物的方式也可以,假如平常都在离家 5 分钟左右路程的地方买东西,现在不妨到要花 10 分钟才能到的地方去,或者绕路多走一点。

经过一段时间的运动后,倘若孕妇不觉得太累,就可以开始注意散步的速度了,给自己定个量,每分钟不妨走 60 米。平时感觉很轻松的速度,对于孕妇来说会觉得比较吃力,所以这个量要因人而异。走得太快会使子宫受到刺激,进而引起不自然的子宫收缩,甚至导致早产。每分钟 60 米这个速度，不仅可以让孕妇充分摄取氧气，也不会危及胎儿的安全。

在习惯了这种速度以后，就可以慢慢延长散步的时间了，最后要争取做到每天能够持续走 30 分钟。条件允许的话，也不妨和朋友一起边走边聊天。如果因为呼吸急促而说不出话来，就要注意，应该立即停止散步，回家休息。

散步的时间选择也要注意，一般以正午到午后 2 至 3 点最好。因为这个时间范围是一天当中，子宫最不容易引起收缩的。也就是说，肚子会处在比较安定的状态。但夏天时，这是阳光照射比较强烈的时间范围，散步时最好戴上宽边的帽子，必要时还要戴太阳眼镜。

散步时，要穿宽松舒适的衣服和鞋子。刚开始时，可以穿普通的鞋，最好有一点跟，鞋跟的高度最好要有 2 厘米，因为没有鞋跟的鞋子反而容易引起疲劳。为了能走久一点，与其穿外出鞋，不如穿散步专用的鞋子，这样能缓和由地面传来的冲击。服装只要选择穿着舒适的即可，但为了心情的转变，也可以穿运动服。内衣裤要穿吸湿性良好的棉制品，千万不要穿尼龙制品。

健走增加学生记忆力，缓解疲劳

中学时代正是一个人的青春发育期，这一时期人体出现第二次生长发育高峰，心肺等内脏器官也加速发育。而在这一时期进行长期合理的运动锻炼，可以使人的心肺功能显著地提升，循环系统也明显改善，更重要的是，还会增加血液中血红蛋白的含量。实验证实，经常锻炼的人比不经常锻炼的人血红蛋白要高出 1.35 克。那么血红蛋白的含量与人的记忆力有什么关系呢？

血红蛋白含量高，脑部供血、供养就会增多，便能有效缓解疲劳，提高学习效率，增加记忆力。一个人的记忆力好坏取决于大脑，脑组织对氧最敏感，它会消耗掉人体需氧量的四分之一。如果大脑的供氧不足，就会出现脑疲劳，从而使人的记忆力下降。因此，记忆力的高低，与人的呼吸系统、循环系统以及血液中血红蛋白的含量有一定的关系。

◎上学途中的健走是瘦身的好方法

早晨，匆匆忙忙起身，就连梳个头发也急急忙忙，不一会儿又得飞奔出门。"早知道就该选择离家近一点的学校！"或许你的内心里正抱怨着。不过，其实住得远一点，虽然时间花费较多，但相对地，也增加了减肥瘦身的机会哦！如果能把上学时间想象成"瘦身时间"的话，那么也许你就会愿意早起了。来！提起精神吧！

1.首先，从健走开始。健走的全身运动对健康非常有效，而且用比平常快的速度行走是瘦身重点。平日搭公交车上学、上班的人，不如从今天开始，走到车站，或是走到下一站去，再从那儿搭公交车。请提早起床，用正确的姿势，精神抖擞地大步前进吧！

2.等地铁或公共汽车时。这个时候你都在做些什么呢？大部分的人通常什么都没做,这可不行,减肥是必须抓住一切机会的,这时可以做"手臂塑身运动"。其实,无论是多短暂的时间,都可以用来做做瘦身运动,每天一点一滴地累积,这是很重要的。

学生长期合理的运动锻炼,可以心肺功能显著地提升,循环系统明显改善,能有效缓解疲劳,提高学习效率,增加记忆力,更可以达到瘦身的效果。

3.多多利用书包。书包是学生最简单方便的锻炼"器材",例如,可以做"举臂运动":用两手拿书包,一边呼气、一边将手肘尽可能抬高。利用书包的重量,就可以达到锻炼的效果,对促进双肩的平衡很有效果喔!

4.到学校后,一口气跑上楼。上楼梯时尽可能用小跑步的方式,这样可以锻炼脚力和腰力。但要注意安全,而且在跑步时,不要造成其他人的不便。

减肥的确不容易,要保持体重不反弹更是艰难。减肥贵在坚持,少吃多运动是瘦身的不二法则。

夫妻手牵手,幸福共长久

白宫保健医生曾经给小布什开了一个健康处方,共三条:第一条是每星期至少跟夫人相处 15 小时;第二条是每天至少跟夫人相处 2 小时，包括一次共进晚餐或共进午餐；第三条是节假日全家外出旅游，旅游时尽量夫妻手牵手。

牵手不仅仅是一个简单的动作，也是一种肌肤相亲、互相搀扶、相互关照的亲密表现，更重要的是，牵手可以拉近夫妻之间的心灵距离，有利于避免恶性情绪刺激，增强机体免疫力，延缓组织器官老化。

日本科研人员对世界长寿老人的调查报告显示，生活中爱牵手的夫妻更长寿。日本厚生省的一个人口调查结果对此予以证明：离婚、丧偶者与和睦美满、经常牵手的夫妻相比，女性寿命平均少 5 岁，男性寿命平均少 12 岁；夫妻不和、经常争吵，女性易患乳腺癌、食道癌等疾病，男性易患高血压、冠心病、溃疡病等。

夫妻牵手非常重要，因为人有一种"皮肤饥渴"。现在小儿科有"抚触疗法"，对新生儿进行抚触按摩，新生儿的大脑发育、性格即明显变好。二次大战时期，希特勒杀了很多人，留下许多孤儿，这些孤儿被放在修道院，修道院将最好的牛奶给他们喝，但婴儿的死亡率仍高达 80%。原来，这些婴儿喝完奶就没人管了，没人抱，也没人疼。于是，院长规定所有修女一天两回，轮流抱这些孩子，一次抱 20 分钟，摸摸他，和他说说话，这样一来，婴儿的死亡率竟从 81%下子下降到 20%。医学界这才知道，皮肤的接触，男女老少都需要。

夫妻牵手健走可以一举三得：

健走可以使脂肪减少，让肌肉增加、体型优美、精力充沛。

健走时，夫妻的谈话可以增进情感的交流。

健走时手牵手肌肤相亲。

夫妻牵手健走可以一举三得：

健走可以使脂肪减少，让肌肉增加、体型优美、精力充沛。而且，健走可以使糖尿病的发病率降低。在人群中进行的前瞻性研究证明，一周健走 3 次，糖尿病的发生率可减少 25%；一周走 4 次，可减少 33%；一周走 5 次，可减少 42%。而健走要按照"三五七"的原则来走：30 分钟走 3 公里，一个星期走 5 次。

健走时，夫妻的谈话可以增进情感的交流。

健走时手牵手肌肤相亲。科学研究也证实，肌肤相亲会使牵手者产生心灵感应，透过生物电的传导，夫妻双方体内释放内啡肽，内啡肽一多，免疫力即可提高。

健走让中老年人延年益寿

医学专家表示，在种类繁多的运动项目中，有的运动过于剧烈，不适合中老年人；有的运动量过小，用处不大；有的易诱发心血管意外事件。

跑步可以说是很有效的运动,但对中老年人却会造成多达40%的骨关节、软组织损伤。一些球类或剧烈运动都有潜在的危险。而举重、角力、百米赛等无氧代谢运动,更不提倡。

从安全有效和中老年防病保健角度出发,世界卫生组织指出,对中老年人来说,最理想的健身运动是健走。

一般来说,中老年人应以大肌群运动为主要的有氧代谢运动,如健走、慢跑、游泳、骑自行车、登山、球类、健身操等,个人可随自己的体能情况作选择。

进行适度的速度与耐力锻炼,可以增强人体的心肺功能,延年益寿。专家们为中老年人开出的运动处方是,每天健走3公里,30分钟以上,每周运动5次;运动的强度以运动后心率加年龄等于170左右为宜。

这里简单介绍一下中老年人以散步提高速度与耐力的几种方式:

1. 普通散步。用慢速(每分钟60至70步)或中速(每分钟80至90步),每次30至60分钟,用于一般保健。

2. 快速健走。每小时健走5至7公里,每次30至60分钟,用于普通中老年人增强心肺功能和减轻体重,但要循序渐进。

3. 定量健走(又称为医疗健走)。包括在坡地和平地上健走,如在3度斜坡的路上散步两公里,或沿3至5度斜坡的路上散步15分钟。这种定量健走,适用于防治心血管系统慢性病和肥胖病的患者。

另外,以健走来健身治病,需根据个人的不同情况,同时要注意环境的选择，才能收到理想的效果。比如，肝气郁滞、心情不畅的人，应选择到鸟语花香的公园健走，以借景消郁；心火较重、心情烦躁者，宜到海边或森林密布的地方健走，以吸收阴气滋润心神；患风湿性关节炎或水肿的病人，则应到沙地干燥处健走；燥湿消肿，口干者宜到梅林、葡萄园中健走，这样可以起到望梅生津止渴的作用；而畏寒者宜在阳光充足的地方健走，以驱寒养阳。健走除了对环境的选择之外，还得讲究季节气候变化的特点，春天宜早晨到野外健走；夏天宜在鸡鸣时起床到荷塘柳河边健走；秋天宜在金色的晚霞中健走；冬天宜在走廊、室内健走。

中老年人应以大肌群运动为主要的有氧代谢运动，如健走、慢跑、游泳、骑自行车、登山、球类、健身操等，个人可随自己的体能情况作选择。

对"症"健走

看似很简单的健走,其中蕴涵着很多学问。健走有四种常见的类型,哪些人适合用哪种类型的健走方式,也要因人、因病而定。

类　型	适合的族群	方　式
普通健走	患冠心病、高血压、脑中风后遗症、呼吸系统疾病或重型关节炎的老年患者	每分钟大约走 60 至 90 步,每次 20 至 40 分钟
快速健走	慢性关节炎、胃肠道疾病、高血压恢复期的患者	每分钟大约走 90 至 120 步,每次 30 至 60 分钟
背向健走	健康的老年人	两手背到身体后面,缓步倒退走 50 步,再向前行 100 步,反复 5 至 10 次
摆臂健走	胃炎及上下肢关节炎、慢性气管炎、肺气肿等患者	每分钟行走 60 至 90 步。两臂用力前后摆动,可增强肩关节、肘关节、胸廓等部位的活动

要想达到最佳健身效果，就要区别对待。怎样健走，还要根据自己的身体情况进行选择。

1. 体弱者：摆动手臂大步跨走。

要达到锻炼的目的，每小时走 5 公里以上最好，走得太慢达不到强身健体的目的。只有步伐大、摆动手臂、全身活动，才能调节全身各器官的功能，促进新陈代谢。而且，时间最好是在清晨和饭后进行，每日 2 至 3 次，每次半小时以上。

2. 肥胖者：长距离快步走。

最好每日 2 次，每次 1 小时，速度要快些，这样可使血液内的游离脂肪酸充分燃烧，让脂肪细胞不断萎缩，从而减轻体重。

3. 失眠者：晚上睡前缓行。

时间最好为晚上睡觉之前，放松心情，散步半小时，可收到较好的镇静效果，促进睡眠。

4. 高血压患者：脚掌着地挺起胸走。

步速以中速为宜，行走时上身要挺直，否则会压迫胸部，影响心脏功能。

5. 冠心病患者：缓步慢行。

健走时速度不要过快，以免诱发心绞痛。应在餐后 1 小时后进行，每日 2 至 3 次，每次半小时，若能长期坚持，可促进冠状动脉侧支循环形成，有助改善心肌代谢，并减轻血管硬化。

6.糖尿病患者：摆臂、甩腿、挺起胸。

健走时应步幅加大，挺胸摆臂，用力甩腿，时间最好在餐后进行，以减轻餐后血糖升高，每次健走半小时或一小时为宜。但对正在用胰岛素治疗的患者来说，应避开胰岛素作用的高峰时间，以免出现低血糖病症。

健走有效改善内分泌系统疾病

【糖尿病】

糖尿病患者首先要严格控制饮食，并坚持药物治疗。除了上述两点外，合理的运动也能够帮助糖尿病患者控制病情和康复。科学研究表示，健康的饮食加上规律的运动锻炼，不仅可以预防第 II 型糖尿病，还可以延缓和控制较为严重的第 I 型和第 II 型糖尿病并发症。

健走前做好三件事

1.与医生交流一下：这是开始健走之前最重要的一步。医生会根据你的心脏、血管、眼睛、足部及神经系统的具体情况，给你提供一些合理可靠的建议。

2.制定容易实现的目标：无论短期目标还是长期目标，都要容易实现。

短期目标：制定一些容易实现的目标，增强自己的信心。可以只是完成 20 分钟不间断的健走或坚持做半小时的有氧运动，或一个月内减掉 0.5 公斤体重等等，都可以作为一个短期目标。

长期目标：对于患有第Ⅱ型糖尿病的人，终极目标之一，就是永久性地把血糖和胰岛素水准控制在一个正常的范围之内。先确定一个具体的体重、脂肪百分含量或是腰围作为目标。每天坚持运动，向目标一天天靠近。不过，为了更好地实现目标，一旦确定了长、短期目标，一定要把它们写下来！

3.不断完善和修改你的计划：运动一段时间后，你会发现，坚持运动并不难。这时你就需要修改和完善你的计划了。此时，有两个方面应当特别注意：有氧运动和力量训练。

有氧运动可以增强心肌力量和肺活量，加快脂肪燃烧。最初每天活动 5 至 10 分钟，以后逐渐增加。有氧运动主要包括健走、骑车、游泳、爬楼梯、网球等都可以。

力量训练可以促进体内新陈代谢、增强平衡感、增加肌肉力量、强壮骨骼和肌肉。对预防冠状动脉疾病、骨质疏松等都有一定的好处。力量训练主要包括：杠铃、器械训练、仰卧起坐、俯卧撑、引体向上等。

完美养生计划的四个原则

1.类型：该选择怎样的锻炼方式，才能使其不仅适合自己，还能从中感受到乐趣呢？

对于糖尿病患者来说，应该多参加些户外有氧运动。也就是那些强度比较小、节奏稍微缓慢一些、运动后心脏跳动不会过快、呼吸平缓的运动。通常比较适合的是，需要运用较多肌肉群的运动，那样可以让全身肌肉都得到有效的锻炼。还可以增强呼吸系统、心血管等的功能，改善新陈代谢，纠正血糖和血脂代谢的紊乱。

糖尿病患者在选择运动方案时，必须要考虑到自身的条件，包括性别、年龄、体重、糖尿病的类型、病程、药物治疗方式、血糖控制水准、并发症情况、平时活动量的大小等等。

在没有并发症和其他疾病禁忌的情况下，一般的体育活动都是可以参加的。另外，还可以根据个人的病情、耐力、兴趣和习惯等，选择如健走、跑步、骑自行车、划船、打太极拳、气功、游泳等比较和缓的运动。特别是找个伙伴一起健走，运动量适宜，既能锻炼全身，又令人感到有趣。对任何一位患者来说，都应以选择适量的、全身性的、有节奏的运动项目为宜，这样也能有利于长期坚持。

不论采取哪种方式，只要符合个人的具体情况，对疾病的康复都会有积极的促进作用。不过，值得注意的是，家务劳动并不能替代运动。因为家务劳动通常都比较繁杂，容易使人感觉劳累，但运动量却不一定够。所以说，一般情况下，家务劳动不能完全代替运动，所以必须安排出单独的运动时间。

2.强度：如何确定适合自己的训练强度？

患者应注意运动的方式及运动量，既不能盲目大量运动，也不要达不到运动效果。剧烈的运动、过长的运动时间，以及过度曲伸或倒立性运动，就不适合老年或有较重并发症的患者，否则有可能引发脑血管意外、心肌梗死和眼底出血等情况；而年纪较轻，又无严重糖尿病并发症的患者，如果仅采用短时间的散步，或是站立不动的气功，则很难达到运动的目的。所以，运动的多少，要根据自身情况进行自我调整，且应以运动后没有不适感为标准。

运动强度的类型

类　型	最大耗氧量	强　度
极大强度运动	100%	非常吃力，不能坚持到运动结束
大强度运动	80%	相当吃力，但能坚持到运动结束
中等强度运动	40%~60%	有适度出汗，肌肉有略微酸胀感。这是个对治疗有效的运动量，应该逐渐达到这个目标
低强度运动	20%	运动后无汗，脉搏也无明显变化，人有较轻松的感觉

运动强度的选择应根据自身的目的来决定：

（1）以减肥为目的：坚持每日上下楼梯（或中速跑步）60至90分钟，或以普通速度健走2至3小时。

（2）以降低血糖为目的：将每天摄入能量的10%~15%，列为运动中所必须消耗量。例如：体重为50公斤重的成人运动20分钟，上下楼梯（或中速跑步）消耗100千卡，普通速度健走消耗50千卡，游泳消耗200千卡。

（3）达到安全运动强度：运动中最大脉率的60%至70%。简易计算法：170减去年龄，即为最大脉率。

（4）以代谢控制指标作衡量：定期检查空腹、餐后血糖及糖化血红蛋白,达到理想控制为佳。

糖尿病运动治疗的强度和持续时间要有一定限度,不宜参加激烈的比赛和剧烈的运动,而应进行有一定耐力持续且缓慢消耗的运动。中等强度的运动对降血糖和尿糖作用最为明显。然而,有一些糖尿病人盲目地增加运动量,想以此降低血糖,结果却适得其反。在可供选择的运动项目中,健走是最被推荐的。大家可以根据自身的情况,选择适合自己的健身方法,建议你参考下列几种方式。

散步

运动强度比较小,对于那些体质较差的老年糖尿病患者尤为适合。如果能选择在环境优美的地点进行,清新的空气、自然的气息,更有益于身心健康。行走时要全身放松,眼观前方,自然而有节律地摆动上肢,每次运动 10 至 30 分钟。

医疗健走

医疗健走对健走的距离、速度和坡度有一定的要求。例如,每次来回各健走 400 至 800 米,每 3 至 5 分钟走 200 米,中间休息 3 分钟;或者来回各健走 1 000 米,用 18 分钟走完 1 000 米,中间休息 3 至 5 分钟;或来回各健走 1 000 米,其中要走一段斜坡,用 25 分钟走完 1 000 米,中间休息 8 至 10 分钟。

快慢健走

健走速度采取快慢结合的方式,先快步健走 5 分钟,然后慢速行走

（相当于散步）5分钟，然后再快行，这样交替进行。速度可因人而异，身体状况较好的轻度肥胖患者，可稍微快一些，每分钟走120至150步；不太肥胖的人可以用中速健走，每分钟100至115步；老年体弱者可以慢一些，每分钟走90至100步。开始的时候，每天运动半个小时即可，以后逐渐加大到每天1小时，也可以分早晚两次，每次进行半小时。

健身跑

属中等偏高的运动强度，适合身体条件较好、没有心血管疾病的糖尿病患者，慢跑时要求全身放松，全身心地投入到运动之中。

3.频率：多久锻炼一次？

对于大部分人来说，运动不能少于每周3次，每次半小时，否则无法达到锻炼的效果，如果能每周5次以上，甚至坚持天天锻炼，效果则更理想。若只是在周末或一时心血来潮运动，对糖尿病患者来说，是有害无利的。

从事运动的频率可以根据每次运动量的大小而定。如果每次的运动量都较大，间歇时间可以稍长一些，但不要超过3至4天，否则运动的效果和蓄积作用将减少，难以产生疗效，因此不能三天打鱼、两天晒网。如果每次的运动量都较小，而且身体条件比较好，运动后又不疲劳，可坚持每天运动1至2次。

4.时间：多长的运动时间比较适宜？

糖尿病人的运动时间应有所限制，因为糖尿病人对低血糖比较敏感,运动时间过久,容易发生低血糖,甚至造成危险。所以,最好在锻炼之前定好时间限制。

每次运动时间:逐渐提高运动量。

开始时每次健走 10 分钟,过一个星期,就可以逐渐增加到 15 或 20 分钟,最后达到总时间约 60 分钟比较合适。这个 60 分钟,包括运动前的准备活动时间及运动后的恢复整理时间。其中达到运动强度的时间,应坚持 30 分钟。

最佳运动时间:进食 1 小时后(即吃第一口饭算起的 1 小时后)。

这一段时间人体对食物的消化吸收比较快,特别是对糖的吸收最快,因而血糖值增高。如果在这一时间开始锻炼,不仅不易发生低血糖,还能随着运动而增强糖的分解代谢,使餐后随之增高的血糖降下来,防止血糖波动。

有些糖尿病人想减肥,于是空腹运动,殊不知这样做是十分危险的。正常人 36 小时不进食,血糖也不会降得过低,但糖尿病人不然。因为出于治疗疾病的需要,糖尿病人必须按时服用降糖药,这种药物会抑制肝糖原的分解,当病人因运动而加大消耗时,由于药物的作用,反而容易出现低血糖。当低血糖发生时,会出现心慌、心跳加速、手颤抖、全身冒汗等症状,发展下去就会出现昏迷,严重的还会变成植物人,甚至死亡。所以,糖尿病人千万不能空腹运动,运动时还必须预防低血糖,随身携带些糖类食物以备及时补充,也不宜在饱餐后运动,以免影响消化、吸收。

糖尿病人的运动时间应有所限制，因为糖尿病人对低血糖比较敏感，运动时间过久，容易发生低血糖，甚至造成危险。

最佳的运动时机：一天之中，最佳时机应选在下午而不是清晨。

人体的血糖会昼夜波动，通常清晨时血糖值最低。运动的目的在于降低血糖，防止血糖明显升高，所以下午的运动效果最好。注射胰岛素的病人，要避开胰岛素作用最强的时间和容易出现低血糖反应的时间，一般选择在注射胰岛素后1至2小时之间，尽量避免在胰岛素作用的高峰期运动，以防止胰岛素吸收过快，而引起低血糖反应。

应该避免的运动时间：最好不要在晚上运动。

刚开始运动的时候，身体会先从肌糖原和肝糖原中的葡萄糖中获取"燃料"，当这些"能源"储备快用完的时候，肌肉就会摄入血液中的葡萄糖供自己使用。因此，在运动的过程中，血糖值会逐渐下降，运动结束后，肌体又要在肌细胞及肝脏中储存葡萄糖，这时血糖又会进一步降低，并持续到锻炼后几个小时。因此，如果在晚上进行锻炼，到睡觉的时候，可能正处在低血糖状态。可以的话，最好在运动之前与之后监测血糖值的变化，及时掌握。

不宜健走的糖尿病人群

并不是所有的糖尿病患者都能进行运动，所以患者在运动之前，应在医生指导下依据具体病情来进行。在以下这些情况下，要禁止进行运动：

血糖过高、胰岛素用量过大、血糖波动较大的糖尿病患者，尤其是第Ⅰ型糖尿病患者、血糖控制不满意、高于 16.7mmol/L 者，以免产生酮症；

新近发生的各种急性感染，包括结核感染、发热的糖尿病患者或急性并发症者；

有严重慢性并发症的患者，如心、肾功能衰竭、严重视网膜病变、下肢大血管病变、植物神经功能紊乱、重度高血压等；

第Ⅱ型糖尿病中的重型病人或消瘦患者；

胰岛素作用敏感或注射胰岛素后未进餐者；

妊娠及呕吐、腹泻后有低血糖倾向的糖尿病患者等。

适合健走的糖尿病人群

Ⅱ型糖尿病人，尤其是肥胖的患者；

经适当胰岛素治疗，病情比较稳定的第Ⅰ型糖尿病患者；

空腹血糖不高于 16.7mmol/L 者。

记得随身携带食物

对于正在用胰岛素治疗的糖尿病患者，在运动后数小时内可能出现低血糖现象，所以在运动之前最好补充少量的碳水化合物，如一块面包、两块饼干之类的,否则必须在进食后 2 小时内完成运动。

也可以在运动的过程中吃一些食物,这些食物最好是低脂食品,含碳水化合物在 20 至 25 克左右。如果准备采用这种办法,你可能需要每 30 分钟吃一次食物。每次吃多少,取决于运动前的进餐情况。当然,所有的糖尿病患者都应在运动时,甚至在平时带一些糖或糖果,以便出现低血糖时使用。还要注意的是,在运动后要适当进餐,补充血糖。

护足很重要

对糖尿病患者来说,足部保养非常重要,有时即使是一个微小的损伤,也可能引起感染,发生坏疽。所以,要经常按摩下肢,以促进血液循环。坐着的时候应抬高脚部,以减轻足部的压力,促使局部静脉血液回流。用热水泡脚时,应注意水温不宜过高,避免烫伤。有些糖尿病人有末梢神经病变,手指或脚趾不能感受水温,这时最好先用腕部、肘部,或由家人先感受一下温度,以防水温过高,造成烫伤。

【高血压】

对于高血压患者来说,运动可以促进和强化心脏功能,肌肉的收缩及松弛可以使周围末梢血管大量开通,而血管的适度扩张,又可以降低血压,尤其是使舒张压下降,这对高血压患者很有利,因为舒张压偏高是高血压的明显症状之一。

运动治疗的适应群体

轻度高血压或年纪比较轻的病人、对运动没有明显血压反应的人，是运动治疗的主要对象。对他们来说，运动治疗的降压效果，完全可以媲美药物治疗。而对于中度以上的高血压患者，运动治疗只能作为辅助疗法，最好采取包括药物治疗在内的综合治疗措施，而且也应在医生的指导下，衡量自身情况量力而行。

运动治疗方案

1.采用和缓的运动方法

心脏康复运动经常会强调，应有足够的运动强度，以获得更好的训练效果。而高血压病康复运动的强度则要和缓一些。过量的运动造成的危害是十分严重的，如剧烈运动时，血管收缩导致血压急剧上升，脑血管容易破裂出血，因而发生意外；过度的运动还会加重心脏负担，造成心肌供血不足，从而诱发心绞痛，甚至出现心肌梗死等情况。因此，对于高血压患者，不宜做高强度的运动。国际上比较公认的运动方案为：

轻度高血压患者最宜进行下肢中等强度的节律性运动，如健走 50 至 60 分钟，每周 3 至 4 次，降压作用要比剧烈运动好得多。

运动应该作为药物治疗的辅助治疗，特别是不能接受β阻滞剂的患者。

无高血压者应该参加规律的运动，以降低血压，减少冠心病的危险，预防高血压的发生。

2.运动方法多元化

高血压的经典运动治疗，以有氧训练或耐力性运动为主，但近年来，力量训练的应用也已开始发展，并获得积极的效果。力量训练主要是指一系列中等负荷、持续、缓慢、大肌群、多次重复的力量训练，可以增加肌力，增强心血管素质。

肥胖和有骨关节疾病的患者，有氧训练比较困难，而游泳训练则比较适合，最近研究证实，游泳可使安静坐位和卧位的收缩压（SBP）明显下降。

高血压病人应遵循以下运动治疗方案：

（1）尽量避免大运动量训练，运动量必须根据病情、血压、心率等情况，由医生决定。运动方案方面，应尽量避免静态性的紧张，如举重、负重蹲起、倒立、拳击等。也应避免高速度的运动方式，如快速冲刺、短距离快跑、剧烈的跳跃等。

（2）宜参加中等或更小的运动量及柔和的运动项目，如放松性的散步、力所能及的慢跑、放松性的游泳、柔和的太极拳、轻松的交际舞等。有时，也可以参加打高尔夫球、桌球、保龄球等，当然，以不感觉太疲劳为度。

（3）运动中有不良感觉，如心悸、眩晕、虚弱、气促、脸色苍白时，应立即中止，进行休息。

太极拳是中国传统运动,其降压作用与有氧训练相似。

治疗效果

运动训练对于高血压的治疗作用已经没有太大的争议,但运动训练能否代替药物治疗,仍然没有定论。运动的降压作用,主要表现在训练 10 周后,而运动强度和每周运动次数对于将低血压有其一定的作用,训练超过每周 3 次或超过每次 50 分钟,并不会加强降压效果。低强度运动的降压作用甚至可能超过高强度运动,而运动训练的降压作用没有性别差异。

对于轻度高血压患者,运动训练的降压效果可以与药物治疗相等。运动训练可以作为轻度高血压的主要治疗,但对于中等度以上的高血压,运动训练只能是辅助治疗。

运动训练必须长期坚持,运动的效应在停止训练后,很快就会消退。

传统观念认为,运动训练只适用于原发性高血压。实际上,运动训练对继发性高血压的治疗,有独立于原发病之外的治疗作用。运动训练主要通过肌肉的适应性机制对高血压起抑制作用,因此,只要患者可以承受运动训练强度和持续训练,就可能对降低血压起积极的作用。

健走能强化循环系统

【冠心病】

冠心病是中老年人的常见病,但因为至今没有什么特效药物可以治愈,所以对患者来说,主要的目标是如何改善症状、提高生活品质。"康复治疗"是目前国际上推荐的有效方法。

冠心病康复治疗,是指通过积极主动的身体、心理、行为和社会活动的训练,帮助患者缓解症状,改善心血管功能,提高生活品质,同时积极干预冠心病危险因素,减少再次发作的危险。

锻炼心脏功能的方法很多,如慢跑、骑自行车、游泳、做操、打太极拳、做气功等等,都能使心力加强,而健走是最简便易行的运动方法。这种健走不同于一般的散步,它有特殊要求,如健走的路线、距离、道路的坡度、行走的速度、时间、中间休息的次数等等,所以才称这种健走为"医疗健走",凡是心力较弱的人,特别是肥胖引起的心力衰弱、慢性心脏病等,都适于用医疗健走法,来锻炼心脏功能。

比较适合参加冠心病康复运动的患者,主要有以下几种:稳定性冠心病(包括陈旧性心肌梗死、稳定性心绞痛)、隐性冠心病、冠状动脉搭桥手术后、经皮冠状动脉球囊扩张术后的患者。

运动方式以有氧训练为主,包括健走、骑车、爬山、游泳、打门球、打乒乓球和羽毛球等。有节律的舞蹈、中国传统的拳操等,也是合适的运动方式。

"心"病健走"三五七"

世界卫生组织认为,最好的运动是健走,特别是对心脑血管病人来说,健走的保健作用很有效果,下面介绍一下"三五七"运动法。

三:是指每天要健走 3 000 米以上,并且坚持 30 分钟。

五:是指每星期要运动 5 次以上。

七:是指运动后心率加上年龄,总和应等于 170。

运动量的掌握:运动量太轻只有"安慰"作用,不能改善心血管功能,而运动量过大则是有害的,所以运动量要适宜,而且要由少到多逐渐增加。在开始锻炼时,运动量不能太大,要循序渐进地进行。病人可以根据自己年龄、性别、体力、病情等不同情况,逐步增加运动时间和运动强度。锻炼的时间可从 15 分钟逐渐增加至 45 分钟,一般病人 30 分钟即可。身体状况差的老年病人,可以采用间歇运动方法,即运动 2 至 3 分钟,休息 2 至 3 分钟。可以根据运动强度和运动时间,来共同决定运动量,运动强度低时间可长些,强度大则时间可短些。

刚开始健走时,可以在宽阔平坦的路上,距离从 300 米开始,以后逐渐增加到 500、1 000、2 000 米,甚至更多;最初可以用比较慢的速度,即每分钟走 60 步,中间休息几次,以后用中速(每分钟 80 至 100 步),体力较好的,可在 30 度左右的坡路上行走。每天或隔天进行一次。

在健走中,可以根据个人体力情况,适当调整行走的距离和速度,但最好不中断，只有长期坚持下去，心脏的功能才能得到有效的锻炼，心力肯定会增强，原来活动气喘的人也可减轻，原有下肢浮肿的可以消失，肥胖的人体重也会减轻，所以说，医疗健走是锻炼心脏功能、增强心力的好方法。

冠心病病人在健走运动中要注意什么？

运动固然对冠心病病人有好处，但若运动不当，也会造成反效果。因此，冠心病病人在运动时，必须注意以下问题：

1.运动前后避免情绪激动。精神紧张、情绪激动，加上运动可能诱发心脏室颤的危险，因此，对于心绞痛发作三天之内，心肌梗死后半年之内的病人，不宜做比较剧烈的运动。

2.运动前不宜饱餐。因为进食后，人体内血液体供应需重新分配，流到胃肠帮助消化的血量增加，而心脏供血便相对减少，容易引起冠状动脉相对供血不足，从而发生心绞痛。

在健走中，适当调整行走的距离和速度，长期坚持下去，心脏的功能才能得到有效的锻炼，心力肯定会增强。

3.运动要循序渐进，持之以恒，平时不运动者，不要突然从事剧烈的运动。

4.运动时应避免穿得太厚，影响散热，增加心率。心率增快，会使心肌耗氧量增加。

5.注意周围环境因素对运动反应的影响,包括寒冷和炎热气候,要相对降低运动量和运动强度;穿戴宽松、舒适、透气的衣服和鞋袜;上坡时要减慢速度;饭后不做剧烈运动。

6.运动后避免马上洗热水澡。因为全身浸在热水中,一定会造成血管扩张,使心脏供血相对减少。

7.运动后避免吸烟。有些人常把吸烟作为运动后的一种休息,这是十分有害的。因为运动后心脏有一个运动后易损期,而吸烟易使血中游离脂肪酸上升并释放儿茶酚胺,若加上尼古丁的作用,便容易诱发心脏意外。

8.只在感觉良好时运动。感冒或发热后,必须在症状消失两天以上,才能恢复运动。

9.患者要根据个人能力,定期检查和修正运动处方,避免过度训练。药物治疗改变时,要调整运动方案。参加训练前应进行身体检查。

10.警惕症状。运动时如发现下列症状,应停止运动,及时就医:上身不适(包括胸、臂、颈或下颌,表现为酸痛、烧灼感、紧缩感或胀痛)、无力、气短、骨关节不适(关节痛或背痛)。

健走让脑血管不阻塞

【脑梗死】

脑梗死四季均可能发生,尤其是在冬季,寒冷的天气令人体处于应激状态,血管收缩,代谢增加,心脏的作用也增加。此外,感冒、肺炎等呼吸系统疾病也会加大心脑血管的负担。所以,每年的十至十二月份都是脑血栓病的好发期。

脑梗死患者日常生活保健和锻炼应注意的事项有:

首先,要在医生的指导下坚持可靠用药,这是预防疾病发作的关键,可靠的治疗药物应包括抗血小板聚集类药物、活血化瘀芳香开窍双效类中药等。病人一定要定期复诊,随时关注病情的变化。

另外,要注意生活中的自我调节,其中包括:

1.生活规律,注意保暖。不要过早锻炼,最好在早饭后9至10点阳光充足时再锻炼,多晒太阳还可以促进钙质合成和吸收,外出活动时要注意添加衣服,尤其是手部、头部、脸部的保暖。同时要保持大小便畅通,避免情绪大起大落。

2.慢起床。应在清晨醒后养神5分钟再起床活动,因为清晨人体的血管应变力最差,骤然活动,易引发脑血管疾病。脑血栓病人醒后必须在床上躺一会儿再起床,避免脑血栓发作。冬季心脑血管疾病的高发原因,都与血压的骤然波动有关,保持血压平稳是不容忽视的关键。

3.适量运动。大多数人认为,中、晚年每日若能维持适度的"健康运动",可以预防许多疾病的发生,包括高血压及中风。可是到目前为止,仍缺乏足够的科学依据,来证实多少量的健康运动能预防中风。有些学者认为,过度标榜运动的益处,而做出超过本身所能负荷的运动量,是一种"心理上的冲动",很容易造成"肉体上的损害",这是因为他们不懂健身运动的真正意义，和怎样才算适度的运动。最近生理学者已经证实，适度的运动可以减低血液中胆固醇的含量，降低高血压患者的血压，并改善冠状动脉的循环。而上述这些因素（高量胆固醇、高血压、冠状动脉心脏病），都直接或间接与中风有关。

适度运动应遵循的原则

1.中等度的运动：运动强度以每分钟耗氧量在 1.5 升以下的运动为宜。更具体的说，可用心跳次数来大略计测，通常以运动时每分钟的心跳次数不超过 120 下为原则，但依年龄大小及健康情况不同而略有差异。另一项估计的原则，就是运动后的心跳次数，必须在 5 分钟内可以恢复到运动前（即休止状态）之心跳次数，至于患有心脏病、肺病、高血压症、肾脏病等影响全身活动力的病患，则应减少运动量，或甚至要绝对避免运动，这些都是要遵照医护人员的指示来作决定的。

2.间歇性运动：是指在每次运动期间内安排片断的休息时间。至于运动时间，一次以 30 分钟至 1 小时为宜，而中间则插入休息时间，最好有 5 次以上，每次休息时间大约 2 至 5 分钟即可。此种运动方式，因有休息时间，肝脏才有足够的时间处理乳酸，将乳酸氧化当成"能源"用，进而防止乳酸继续积留在体内，减少心、肺的负荷。每天只要有 1 至 2 次的运动即可，最好是安排在早晨或黄昏，饭前或饭后 1 至 2 小时，要注意的是，太饱或太饿皆不适宜运动。

3.渐进性运动量及规则性的运动：这是指开始做健身运动的初期

一两周内，运动量（运动强度及运动期间）应该由最轻量开始，逐步增量，一旦达到预期之运动量（如前项所述）后，则每日的运动量就要保持衡定，勿变化太大，才能收效。此间若有身体不适，如重感冒或胃肠疾病等发生时，则应按照情况考虑减量或中止，如果中止时日太久，则应重新开始，并要遵循同样的渐进方式，由轻而重，直到恢复原先的运动量。

同时，在每次的运动过程中，也应遵循渐进的原则，刚开始时先做些"暖身运动"，然后渐入主题。运动时要注意"频率性"，每一个反复动作不要做得太快，运动结束前，必须做一些"复原运动"，不可突然停止，因为运动时肌肉中血管扩张，血流大增，如果突然停止运动，常因周围血管仍保持扩张状态，以至肌肉收缩的"吸唧"作用突然消失，使回流到心脏的血流量大减，导致脑部缺血而感到头晕、恶心、心悸，甚至休克。

4.全身性运动：让身体每一部分的肌肉都有活动机会的运动，如健走、乒乓球、羽毛球、游泳、太极拳，都是很好的全身运动。肌肉在不活动或轻度活动时，内部只有部分血管开放，必须是中度以上的活动，才能使所有的血管都开放。如果血管长时间没有开放，机能会逐渐减退，将来一旦要使用时，根本无法发挥原有的功能，而必须增加心、肺负荷，才能应付那些并不算重度的运动。

5.等张性收缩运动：肌肉的运动形式有两种，一种为等长收缩，亦即无关节活动的收缩，此时肌肉长度不变，但肌肉会硬起来，保持张力，如握紧拳头、静举重物等皆是；另一种收缩形式为等张性收缩，即肌肉收缩时有长度变化,并造成关节之活动。等长收缩之肌肉运动常会使血压骤降,造成心脏循环系统之重大负荷,对于高血压病患尤其危险,而等张性收缩运动,则较不会有此现象。

这里介绍一种特殊的健走方法——反臂背向散步法。即行走时把两手的手背放在后腰命门穴,缓步背向行走 50 步,然后再向前走 100 步,这样一后一前反复 5 至 10 次。这种散步适合患有老年轻微痴呆症及神经疾病的人。

以上所述的仅是一般性原则,详细的运动内容可依个人兴趣、环境状况等因素自行调配。健身运动并不一定能防止中风,但只要长时期有恒心地遵循上述原则做运动,必然可使身体维持一种较佳的健康状态,有助于"益寿延年"。

脑梗死后遗症病人的运动康复疗法

运动疗法是通过主动运动、被动运动,来改善运动障碍的治疗方法的总称。主要内容包括关节活动度训练、增强肌力训练、姿势矫正训练和神经生理学疗法等。脑血管病患者约有 80%遗留不同程度的运动障碍,主要是偏瘫痉挛模式,也就是我们常看到的上肢屈曲、下肢伸直的痉挛模式。在脑血管病卧床期,主要进行体位转换、被动运动、保持良肢位、起坐训练以减少压疮、关节挛缩等并发症,为日后康复训练打好基础;在离床期,应进行坐位训练、平衡训练、起立训练等,以促使患者肢体功能得到提高;在健走期,则主要以健走训练改善步态为主。为了增进运动功能进行的运动训练,常采用多种治疗技术的综合方法及运动再学习疗法,以达到恢复肢体运动的目的。

1.功能训练:脑梗死是中老年人易发的病症,死亡率较高。约有60%至70%的脑梗死病人经抢救治疗后神志可恢复,但一般都有不同程度的后遗症,以半身不遂(偏瘫)最多见。脑梗死后遗症并非不治之症,除了采用药物治疗、针灸等综合措施外,康复训练还包括进行适当的活动,加强功能锻炼,以加快恢复的速度和改善恢复的程度。运动间隙用枕垫、木架维持肢体功能位,以防止上肢屈曲、足下垂等畸形。

(1)按摩与被动运动

对早期卧床不起的病人,由家人对其瘫痪肢体进行按摩,预防肌肉萎缩,对大小关节作屈伸膝、屈伸肘,弯伸手指等被动运动,避免关节僵硬。稍能活动的病人可在他人搀扶下坐在凳椅上做提腿、伸膝和扶物站立等活动,以防止心血管机能减退。

(2)逐渐开步健走,并做上肢锻炼

在第一阶段基本巩固后,可常做些扶物站立、身体向左右两侧活动、下蹲等活动,还可在原地踏步,轮流抬两腿,扶住桌沿、床沿等向左右侧方移动健走,一手扶人、一手持拐杖向前健走。锻炼时,应有意使患肢负重,但要注意活动量应逐渐增加,掌握时间不宜过度疲劳。同时可做患侧上肢平举、抬高、上举等运动,以改善血循环,消除浮肿,平卧床可主动屈伸手臂,伸屈手腕,和并拢、撑开手指,手抓乒乓球、小铁球等。

（3）恢复日常生活能力，达到生活自理

能够自己行走后，健走时将腿抬高，做跨步态，并逐渐进行跨门槛，在斜坡上行走，上下楼梯等运动，逐渐加长距离；下肢恢复较好的病人，还可进行小距离跑步等。对上肢的锻炼，主要是训练两手的灵活性和协调性，如自己梳头、穿衣、解纽扣、写字、洗脸等，以及参加打乒乓球、拍皮球等活动，逐渐达到日常生活能够自理。在进行二级预防功能性康复训练的同时，应坚持可靠的二级预防药物治疗，还可配合针灸，推拿等。注意，除应树立患者康复信心外，陪护家属还要有耐心和恒心，切不可操之过急或厌烦灰心，半途而废。只要坚持二级预防康复训练，大多数中风后瘫痪病人是能收到理想效果的。

适度的运动可以减低血液中胆固醇的含量，降低高血压患者的血压，并改善冠状动脉的循环。而上述这些因素（高量胆固醇、高血压、冠状动脉心脏病），都直接或间接与中风有关。

2.动作锻炼：日常生活动作，是指人们为独立生活而每天必须反复进行的、最基本的、具有共同性的身体动作群，是维持生命最基本的活动。对一般人来说，这些活动极其普通，无须做任何努力即可完成，但对于肢体障碍、偏瘫患者，却常常成为极难完成的高难度动作。为了最大限度地提高病人独立生活的能力，必须进行日常生活动作的训练。日常生活动作训练贯穿于从翻身训练到技巧训练的全过程，它不仅在于患侧肢体的功能恢复，而是整体的机能改善。因此，还涉及到利用必要的生活辅助器械,以及对周围环境的改造和适应等。另外,由于病人的年龄、性别、职业、家庭环境及个人在家庭中所占有的地位不同,日常生活动作的训练内容亦有所不同。

日常生活动作训练可在医务人员指导和家属协助下进行,有下列常用项目:

(1)洗脸动作:开始时用健手洗脸、漱口、梳头,以后逐步用患手协助健手。

(2)更衣动作:衣服宜宽大柔软,样式简单。穿衣时先穿瘫痪侧,然后穿健侧,脱衣服时先脱健侧,然后再脱患侧。穿裤子动作的顺序同穿上衣一样。

(3)洗澡动作:最初必须有人协助,淋浴或盆浴均可,洗澡时间不宜过长,再逐渐增加次数,然后慢慢地让患者单独试行洗浴。

(4)进食动作:发病早期实行喂食,以后逐步试着自食,康复期以半流质食品为宜,再逐步向正常饮食过渡。吞咽困难者要用鼻饲管喂食,以后可带着鼻饲管练习自口进食。仍用流质或糊状饮食,待进食无呛咳或返流时,方可去掉鼻饲管。

(5)排便训练:如有便秘、尿潴留或大小便失禁者,需给予相应处理。患者一般早期在床上排便,由家属协助或训练有关动作后,再由患者自理。

(6)家务劳动:在部分生活自理的基础上,可从事简单家务劳动,如叠被、洗碗、开关门窗等活动,或在室外晒被、种花等。

3.走路训练:偏瘫病人行走能力的恢复,是独立生活的重要一步。经过早期对关节畸形的预防、关节活动度的维持及肌肉的锻炼,经过恢复期有计划的机能训练,使病人站起来,独立的或借由辅助工具学会走路,以达到独立生活的目的。

开始时,最好利用斜板使病人逐渐适应站立位置,避免姿态性低血压。然后训练病人站立。第一步由助手扶助站立,然后练习坐倚站立或扶杖站立,最后练习站立位的左右转动、左右侧弯及前后倾活动,直立站时躯干要挺直。

走平路平稳后,开始上下阶梯练习:上台阶时,第一步以健手扶住阶梯栏杆,并将身体重心移至健手,第二步以健足上台阶,同时助手搀扶患侧,第三步让患肢跟上,以此反复练习。开始时以不超过五个台阶为宜,以后渐加。

下台阶时,第一步以健手向前扶好,第二步让患肢向下迈一个台阶,此时助手搀扶好患者,第三步健肢迈下台阶。在走路训练中,应注意保护,以免摔倒。

对于血压在 200/120 毫米汞柱以上或 80 毫米汞柱以下, 常有头痛、头晕者,不应进行走路训练;有心绞痛、房室传导阻滞、心房纤颤、心力衰竭等并发症者,宜暂缓走路练习。练习后安静时心率每分钟达 100 次的,应减少运动量;运动中头晕、胸痛、紫绀的,应立刻停止练习;运动后心率每分钟 135 至 140 次并伴心律不齐者,是练习的运动超量,宜减量进行。

健走勇健你的骨关节

【骨质疏松症】

骨质疏松在老年人中的发生率是很高的,而且很容易发生骨折,尤其是停经后的妇女,产生雌激素的器官停止工作后,骨的钙质就会减少,骨质疏松更为严重。运动锻炼对增强骨质和防止骨质流失有其重要作用。如果每天补充定量的钙质,并结合锻炼,效果会更好。若从中年就按运动处方来进行锻炼,是可有效防治骨质疏松的最好时机。一般可根据自己的身体、环境、工作情况,任意选择一两项运动方式进行长期的锻炼,不仅可使你年轻,而且骨质坚硬,不易骨折。

骨质疏松症运动须知

运动是防治骨质疏松症的有效方法。为了达到预期效果,就必须合理安排活动。那么,怎样才能合理地进行运动锻炼呢?

1.根据骨质疏松症病人的病情特点,选择适合病人的体育活动项目。一般选择健走或慢跑项目,也可选择有一定趣味性的体育项目,如跳舞、打板球等。

2.制定锻炼计划,合理安排时间,持之以恒。一般情况下,以选择晨起锻炼为宜,因为清晨空气清新,还有一定阳光照射。

3.运动时加强自我保护意识,防止摔倒或其他外力的冲击,避免骨折的发生。

4.运动的同时，加强饮食中钙的摄取，补充维生素 D 或经常到户外"晒太阳"。

5.严重骨质疏松症病人，能自我活动者，可进行一些被动活动，或者接受中医按摩治疗。

如果坚持以上几点做法，就能有效地防治骨质疏松症。

【颈椎病】

颈椎病是危害健康的常见病、多发病，近年来，患病人群大有年轻化的趋势。

颈部运动是提高和巩固疗效的重要方法，在急性症状减轻后即可开始使用。锻炼内容应包括颈部前屈、左右侧屈、前伸、上伸、左右旋转及绕环，及增强颈部屈伸肌力的等长练习等组成，后伸幅度应加以限制。可采用肩带运动，做与颈部运动方向相反的动作，以限制胸腰段脊柱运动，把动作集中于颈部。

动作必须平稳缓和，运动幅度以引起轻度酸胀感为宜，避免使症状加重的动作。还应做肩关节及肩带运动，以防止常见的合并症肩周炎。

椎动脉型患者不做颈部旋转运动，脊髓型患者一般不宜做医疗体操。

【腰椎病】

对于长期久坐的人,腰椎疾病是很常见的,年轻人也不能轻视对脊椎的保健。专家指出,由于工作量负荷过重,并且缺乏保健的意识,许多人年纪轻轻就整日被腰酸背痛所困扰。平常时重时轻,劳累时则加重疼痛感,物理疗法虽然能在一定程度上减轻疼痛,却无法去除病根。除了及时就医和避免一种姿势过久以外,还有没有更好的防治措施呢?

训练自己的姿势——让"腰"轻松起来

其实,腰肌劳损的主要原因还是姿势性腰痛,因此,让腰能轻松起来的方法之一,便是纠正姿势。

坐:坐在有靠背的椅子上(最好是木椅),双髋、双膝屈曲 90°,腰椎和靠背之间尽可能不留空隙,以减少腰椎的前屈。

站:腰背部紧贴墙壁直立,以腰椎和墙之间伸不进手为原则,然后逐渐屈髋、屈膝往下蹲。这是在坐座位的基础上进行的第二步训练。只有保持直立的腰椎曲度,才能在健走、运动中保持良好的状态。

行:头顶一本笔记本或其他易滑的物品,在保持腰椎垂直和尽量不使头顶的物品掉下来的前提下,迈步前进。同时,两手各提一个较轻物品,保持腰椎的平直。

腰椎锻炼的正确原则

专家认为，在选择锻炼方案上，有氧运动不仅能减轻腰椎负担，还能增强腰椎柔韧性和肌肉力量，能有效预防和缓解腰痛。但是，也应视具体情况而做强度调整。

疼痛时，应立即卧床休息。如果不能平卧，可侧卧或俯卧。在三四天内，应避免做向前弯曲的动作，如弯腰扫地、拖地、洗头等。

> 有氧运动不仅能减轻腰椎负担，还能增强腰椎柔韧性和肌肉力量，能有效预防和缓解腰痛。但是，也应视具体情况而做强度调整。

锻炼强度要由小到大逐渐增加，应尽量避免做要用大力气或需爆发力的锻炼，否则对腰椎极为不利。

锻炼也要有规律，一般一周3次或3次以上，每次20至30分钟为宜。

在做运动时，如果出现明显不适或疼痛，应立即停止。

为了让身体更快的康复，最好在医生的指导下进行锻炼。

健走和慢跑：有氧运动是康复训练首选。进行这两项运动时，应穿有弹性的运动鞋，抬头挺胸，每天或隔日活动30分钟左右。建议腰椎术后的患者采用健走方式，但腰肌劳损等退行性腰椎病的患者，活动时间应有所限制。

骑自行车：骑车可以增加腰椎管宽度和腰椎柔韧性，每天坚持30分钟左右为宜。骑车时，尽量降低车座高度，把手调高一点。

登山运动：登山可锻炼大腿肌肉和腰肌力量，但过度劳累会增加腰椎负担。登山时应尽量避免走斜坡、角度大的山路，不应背着重物登山。

游泳：游泳也是安全有效，并且对腰椎有利的运动，不会游泳的人可以选择在水中行走和跑步。

试试绕环运动以及倒步走

根据运动医学的研究，让腰部做绕环运动以及倒步走，对预防和治疗腰椎疼痛有明显疗效。所谓的绕环运动，基本动作如下：两腿略微分开，两手叉在后腰部，以腰为轴心绕圈转动身体。若疼得厉害，可以动作缓慢一点，先往左边转，再往右边转。这个方法虽然简单，但很管用，建议大家尝试一下。

目前国际上较为推行的另一种治疗方法，就是倒步走。

1.倒步走时，两腿交替向后迈步，不仅增强了大腿后肌群和腰背部肌群的力量，还可增强腰部韧带的弹性。腰椎的稳定性增强，便可使骨骼、肌肉、韧带的功能更好地得到恢复，因此能使腰椎疼痛减轻，甚至消失。倒步走现在已广泛用于健身，它还适于腰伤、腰部肌肉疼痛以及小脑平衡能力差的人。

2.倒步走疗法动作简单，容易掌握，不论年龄大小都可以进行锻炼。

3.倒步走应每天早、晚各一次,每次 20 至 30 分钟,要循序渐进。建议开始时,以每分钟 60 步为佳;身体健康的人,应控制在每分钟 90 至 100 步;对于腰痛的人,运动后的脉搏最好控制在比自己安静时增加 10 次以上为好。慢性腰椎患者若能长期坚持倒步走,两个月便可见到效果,有些患者甚至可以治愈。

需要提醒的是,倒步走时,人们对空间的知觉能力明显下降,容易摔倒,因此,两眼要平视后下方,以便掌握方向,步速也不宜过快,力求平稳。为了安全,运动前最好前脚掌擦地交替后退,或者采取结伴而行的办法,一人往前走,另一人倒步走,两人交替轮换,互相照应。

如何在运动中避免腰椎间盘突出症

大多数人之所以常在运动中发生腰部损伤,而引起腰椎间盘突出,是因为椎间盘具有缓冲暴力、减轻震荡的作用,所以经常受到体重、肌肉和韧带张力的挤压和影响所致。当进行诸如跑跳或负荷重等运动时,容易使纤维环发生退行性改变,引起破裂,使髓核脱出,压迫神经根,产生腰腿痛症状。

变着花样走

145

运动中发生腰椎间盘突出症的主要原因

·运动前没有充分准备活动或准备活动不够。
·腰部活动不当。
·腰部负荷较大的运动或训练中,缺乏腰部保护措施。
·自我保护观念不强。

为了更好地避免运动中损伤腰部,引发腰椎间盘突出症,应当注意以下几个方面:

1.无论何种运动,在正式开始前均应对脊椎、四肢进行由小幅度到大幅度,由慢到快的准备活动,以腰部充分活动、四肢关节灵活为度。

2.在运动中,应合理安排腰部运动量,运动量应由小到大,循序渐进,并在运动中有一定时间的间歇,以避免腰部过度疲劳。

3.所有运动均涉及脊柱的姿势是否正确,尤其应注意运动中的腰部状态,应尽力保持其自然体位。

4.在腰部负荷较大的运动中,应加强腰部保护措施。如进行举重等运动时,应佩戴宽腰带或弹性的腰围,如此不仅能够达到加强腰部肌肉力量的作用,还可适当限制腰椎过度伸展或屈曲的活动,从而达到一定的保护作用。

5.腰部损伤应及时、正确治疗。在腰伤未愈的情况下,绝对不可继续训练,避免反复损伤,使之难愈。

【骨关节病】

对于关节炎患者而言,剧烈运动及爬山、爬楼梯、下蹲起立都是不适宜的,那样做只会加重炎症的发展而已。而适当锻炼,诸如游泳、健走、骑车等,是有助于预防骨关节炎的。其中,健走尤其适宜这类病人,下面是运动医学专家提供的训练计划。

热身运动:练习前的热身准备。

目的:逐渐地增加心率,舒伸或使肌肉柔软,准备适应运动训练计划。

方法:首先伸展大的肌群,然后用舒适的速度开始健走,逐渐增加速度,让心率、体温和肌肉逐渐适应。

持续时间:5 至 10 分钟。

有氧训练

目的:增加心率和肌肉耐力。方法:均匀的速度,一致的步幅。

持续时间:20 至 30 分钟。如果要减轻体重,可以增加训练时间到 45 至 60 分钟。也可以延长时间而减少训练强度。如果喜欢低强度练习,可增加练习时间 30 至 45 分钟。

频率:每周 3 至 4 次,当你舒适而轻松地完成健走 20 至 40 分钟,就试着增加健走时间。每周增加 5 分钟,直到延长健走时间在 45 至 60 分钟之间,或者连续健走 20 至 40 分钟。每周增加一天,直到每周行走 5 至 6 天。

强度:适量变化,充分自然地增加呼吸。健走时,应该能够自然地讲话,当完成健走后,也不应该有精力耗尽的感觉。

整理运动:增加你的机体适应性。

目的:让你的心率和肌肉恢复到正常,防止血液聚集在腿部,改善和维持肌肉的适应性,有助于防止不适。

持续时间:3 至 5 分钟慢走,随后用同样热身的方法做腿部伸展练习。

【脚部疾病】

一般人如果不锻炼脚部,就容易使脚底的肌肉退化。其实,脚底肌肉不单单起到支撑脚弓的作用,脚部的血管也必须依靠脚底健康的肌肉来保持良好的状态。而现在很多人健走,都是甩着大脚掌走,这也是脚容易骨折的原因之一。如果学会弹力走,并且每天这样走,那么,每走一步就会使脚下几十块肌肉保持健康的活力。北京市科学健身专家讲师团秘书长赵之心信心十足地说:"凡是有脚垫的人,只要坚持弹力走,三个月以后,可以使脚垫减轻或消失,而且可以降低脚踝骨骨折的概率。"

所谓弹力走,其实类似于一些舞蹈。健走时,主要依靠脚尖支撑和脚踝发力,十个脚指头用力,抓地般参与进来,整个身体在行进中会感觉比较轻快而有弹性。这种健走方式,对女性防治脚步疾病,如拇指外翻、踝关节骨折等,有着非常好的作用。

健走肠胃不会闹脾气

【消化性溃疡】

散步

采用速度缓慢、全身放松的健走,时间每次 20 至 30 分钟,运动量不要太大,特别适宜在风景优美的环境里健走 2 公里左右。这样,不仅可以调节中枢神经系统,改善全身及胃肠功能,对消除腹胀症状,促进溃疡愈合也有一定的作用。

摩腹健走:行走时两手旋转按摩腹部,每走一步按摩一周,正转、反转交替进行数百遍,还可以同时仰面呵气数百次。以每分钟 30 至 60 步的速率,每次散步 3 至 5 分钟,能够增强胃肠功能,对有消化不良和胃肠疾病的人也很有益处。这样的慢速健走,也可被用作饭后助消化和睡前助眠的活动。

扭着走:有效地扭着走(有点像竞走),可以促进排便,防止便秘,特别是对于直肠癌的发病,会有一定的作用。人的内脏器官几乎都在胸腔、腹腔内,由极细的网膜悬挂着。当我们坐或躺着的时候,内脏是极其拥挤地"堆"在一起的,当身体抖动起来时,身体的内脏就会因获得活动的空间而倍感"舒适"。所以,大步走再加上一些适当的肢体动作,如腰部的扭动等,会有效刺激内脏的活动,其效果相当于"按摩"心、肝、胃、肠等内脏器官,可以有效地预防很多疾病的发生。

医疗健走

医疗健走是采用一种对距离和速度有一定要求的健走法。其运动量根据需要而定,并循序渐进地增加,以达到一定的锻炼效果。通常,会根据环境条件,设计几条不同运动量的路线酌情选用。例如:

第一条路线:来回各健走 400 至 800 米,每 3 至 4 分钟走 200 米,中间休息 3 分钟。

第二条路线：来回各健走 1000 米，用十五分钟走 1 000 米，中间休息 3 至 5 分钟。原速返回。

第三条路线：来回各健走 1000 米，其中有 5 至 15 度坡路 200 米，用 15 至 18 分钟走完 1000 米，休息 5 分钟，原速返回。

> 大步走再加上一些适当的肢体动作，如腰部的扭动等，会有效刺激内脏的活动，其效果相当于"按摩"心、肝、胃、肠等内脏器官，可以有效地预防很多疾病的发生。

一般先选择第一条路线进行健走，每天 1 至 2 次，经两星期左右的时间，待病人适应后，再进行第二条路线的健走，依此再过渡到第三条路线的健走，并长期坚持。

慢跑

慢跑是一种全身放松的慢速度跑步，适合有一定锻炼基础的消化性溃疡患者。跑步时，要求全身放松，先足跟着地，而后全脚掌着地。慢跑时间可从 5 分钟开始，逐渐延长到 15 分钟，甚至 30 分钟。

从医疗健走向慢跑的过渡，可采用走跑交替的方式，如先走 30 秒或 1 分钟，然后慢跑 30 秒或 1 分钟。这样，可逐步适应慢跑锻炼。

消化性溃疡患者运动疗法的适应症大致如下：

1.全身一般情况尚可的消化性溃疡患者。

2.消化性溃疡并发出血、幽门梗阻的患者,经保守治疗后症状已缓解,处于恢复期。

3.消化性溃疡出现严重并发症,经手术治疗后,身体一般情况恢复较好者。

以下类型的消化性溃疡患者,应慎用或忌用运动疗法:

1.消化性溃疡患者有穿孔、出血或癌变可能时,不宜采用运动疗法。

2.消化性溃疡患者有明显幽门梗阻时,也不宜采用运动疗法。

3.消化性溃疡处于活动期的患者,要避免或减少腹部运动,以免增加出血或穿孔的可能。

4.消化性溃疡患者伴有严重器官功能衰竭时,不宜采用运动疗法。

【习惯性便秘】

医疗健身运动,对习惯性便秘的治疗效果是相当显著的。具体方法介绍如下:

1.屈腿运动:仰卧位,两腿同时屈膝提起,使大腿贴腹,然后还原。重复16次。

2.举腿运动:仰卧位,双膝关节伸直,两腿同时举起,然后缓慢放下。重复16次。

3.踏车运动:仰卧位,轮流屈伸双腿,模仿踏自行车的运动,动作要求略快而灵活,屈伸范围尽量大。重复16次。

4.仰卧起坐：从仰卧位坐起，坐起后身体前倾，两手摸足尖。重复8次。

5.腹式呼吸：在练习膈肌运动的腹式呼吸时，配合肛门、会阴部的锻炼，吸气时，鼓腹并放松肛门、会阴；呼气时，收腹并缩紧肛门、会阴，气呼尽时稍加停顿，再进行吸气。重复8次。

【痔疮】

适当地进行医疗健身运动，可防止瘀血，能降低静脉压，加强心血管系统的功能，消除便秘，增加肌肉力量，这对痔疮的有效防治可有重要作用。必须注意的是，当痔疮合并剧痛的肛裂、痔核炎症、嵌顿性脱肛等情况时，不宜采用。

如果老年人经常健走，就能够促进血液循环，提高吸氧能力，改善身体缺氧状况，对改善老年人肺功能非常有帮助。

健走让呼吸更顺畅

健走可以改善肺部功能。尤其是老年人，因为生理功能逐渐减退，再加上肺和支气管组织常会出现病理性变化，肺功能会逐年降低。而如果老年人经常健走，就能够促进血液循环，提高吸氧能力，改善身体缺氧状况,对改善老年人肺功能非常有帮助。

针对肺部的健走,可采用以下方法:

变速行走法:两腿按一定速度行走,可促进腹部肌肉有节律地收缩。加上双臂有节奏地前后摆动,可增进肩带胸廓的活动,也有助于增加肺的通气量,使肺功能得到加强。每天健走的路程以 1 000 至 2 000 米(根据自己身体状况而定)为宜。行走时需变换速度,如先采用中速或快速走 30 秒至 1 分钟,然后缓步走 2 分钟,快慢交替进行。行走时尽量挺直胸部,配合呼吸锻炼,一般可采用走四步一吸气,走六步一呼气。每天行走 1 至 2 次,早晚进行最好。

匀速行走法:每天坚持行走 1 500 至 3 000 米的路程,行走速度保持均匀适中,并且不中断地走完全程。可根据体力逐步增加健走路程,每次走完以略感疲劳为宜。长距离行走主要是训练耐力,有助于增强肺活量,但需要长期坚持,才能取得明显的效果。

若是呼吸道感染或合并心衰的病人,则不宜健走。

【慢性支气管炎】

慢性支气管炎是老年人的常见病,60 岁以上的老年人患病率可达 13%以上。常因机体对气候适应失调,导致上呼吸道感染而诱发此病。反复发作、迁延多年的患者,可进一步形成肺气肿,出现咳喘气急及紫绀等症状。医疗健身运动主要配合必要的药物治疗,以解除支气管痉挛,改善其通透性,纠正病人的不良呼吸方式,恢复腹式呼吸,帮助排出肺内残气，改善肺脏的呼吸功能和气体交换功能，并减轻缺氧程度。所以，慢性支气管炎患者在健走中，尤其需要注意呼吸方式的调整。

腹式呼吸：腹式呼吸是以横膈运动为主的呼吸，相对深而慢。吸气时膈肌收缩，位置下移，胸腔体积扩大，能容纳吸入的大量空气；呼气时则相反。实验证明，膈肌上下活动1厘米，即可以增减肺通气量250至350毫升，所以腹式呼吸，是慢性支气管炎患者最基本的医疗健身运动方式。

【慢性肺气肿】

慢性肺气肿往往是由慢性支气管炎反复发作所引起。此时，肺功能明显衰退，肺组织弹性减退，肺泡内大量残气存留，使吸气不充分，呼出的气体大量减少，肺内气体交换功能降低，呼气明显困难，可致机体缺氧，最终可发展成肺心病。对慢性肺气肿患者，呼吸方式调整依然是主要的治疗措施，这一点也是在健走中需要注意的。

进行慢性支气管炎和肺气肿的健走时，必须注意，要在基本控制呼吸道感染后才能进行。体力衰弱、气喘发作时，不宜进行。如果在室内散步，要注意通风，空气要新鲜，但要避免着凉。运动过程中，如出现胸闷、气急现象，可稍事休息，再继续运动。

【鼻炎】

鼻炎发病时，喷嚏不断，鼻涕连连，严重时晚上根本就不能睡觉。

鼻炎患者不妨试一试早晚健走的方法。

每天晨起健走,走的过程中尽量多做深呼吸,以达到清肺的目的。每天早上大约走半个小时,然后做鼻按摩,即用食指沿鼻根两侧上下按摩,大约 100 次,这样可以使鼻子始终处于通畅。在走的过程中,不断地把鼻子里或喉咙深处的痰吸到嘴里吐出,以消除炎症或潜在的炎症。晚饭后,照样健走,但走的速度比早上要慢一些,以辅助消化,时间也稍长一些,约 50 分钟,其他和早上走完全相同。

在做的过程中,一定要坚持以下几点:

1.早晚健走不能间断,天气不好,可以在室内进行。

2.平时有时间且空气好的时候,多做深呼吸,有痰最好用口吸出吐掉,平时尽量少擤鼻子,以减少对鼻黏膜的刺激。

3.避免感冒,一旦感冒,一定要尽早用药控制,以免引发鼻炎。

健走预防老年疝气

抬腿走,就像走正步一样,不仅可以锻炼身体机能,还可以防止疝气。在脊椎骨两侧的前面有两条肌肉叫"卡腰肌",卡腰肌对人的作用非常重要,如果长期得不到锻炼,这种功能性退化就容易引起疝气,尤其是越瘦的老人越容易得。但是,如果每天坚持定时定量的正步走,卡腰肌就会得到充分的锻炼,可以达到预防老年人疝气的效果。

健走有效改善睡眠

运动可以放松身体,并让心里平静,而且还可消除沮丧与焦虑(这两者是造成睡眠问题的重要因素)。睡眠的改善并不是立即的,也许要在开始运动 1 周或 2 周后才会显现出来。研究发现,没有运动习惯且没有心血管疾病的人,在十六周中,每周 4 次、每次 30 至 40 分钟的有氧运动或健走运动后,每天比以前多睡了 1 小时,而且睡眠潜伏期时间只有以前的一半。

早上进行适度的运动,可改善睡眠品质。每天 1 小时的伸展运动及健走,可帮助缓解许多睡眠问题。早上健走 1 小时,对于缓解失眠症状效果惊人,每周早上至少运动 3.5 至 4 小时的人,比较容易入睡;若每周运动少于 3 小时,则对睡眠困扰没有太大的帮助。

> 早上健走 1 小时,对于缓解失眠症状效果惊人,每周早上至少运动 3.5~4 小时的人,比较容易入睡;若每周运动少于 3 小时,则对睡眠困扰没有太大的帮助。

傍晚运动比早上运动的人更不容易入睡,晚上运动量越大,改善幅度越小;傍晚运动量较少者,反而比较能改善睡眠。另外,做一些伸展运动也有助于促进睡眠,虽然效果较小,但仍然具有一定的作用。在运动后 2 至 3 小时让自己的身体逐渐安静下来,应该就不会有睡眠的困扰了。

规律的运动可以提高中枢神经系统的核心温度，使身体进入困倦的状态，就像刚洗完热水澡一样。另外，规律的运动还能够增加体适能（是指身体适应某种环境的能力，包括心肺能力、力量能力、柔韧能力）、提升耗氧量及减少压力。不管任何年纪，只要有运动习惯的人，均会睡得比较好。

对于老年人来说，散步、游泳、骑自行车都是保持身体灵活和增强身体耗氧能力的好方法。应逐步开始锻炼，每天可做做操或游游泳等，但不要运动过度。一旦出现气喘或感到肌肉乏力就要停止。运动之前做几分钟准备活动，运动后逐渐放松。还可以做些轻柔的伸展运动和柔软体操，或轻快地健走，并且一边走一边摆动手臂。

对健康的成年人来说，一般规律性的耐力运动，像健走、游泳或骑自行车等，每周 3 至 5 次，每次 30 至 60 分钟，是比较常见改善睡眠品质的运动处方。

健走可强化记忆力

人的大脑为左右两半，从整体看，人左右脑的发展是不平衡的。左半脑掌管语言等高级中枢，被称为优势半球，而右半脑则起辅助作用。由于绝大多数人的右半身活动较多，因此左半脑的活动频率高，容易产生疲劳，致使人无精打采、记忆力减退和神经衰弱。

科学研究也证明了运动能促进大脑的发育。运动时，能使大脑释放出一种特殊的化学物质，使人产生愉快的感觉，对发展智力、提高记忆力有着良好的作用。所以，唯有健康的身体，才能带来一个健全的大脑。也只有精力充沛、注意力稳定、思维敏捷、知觉敏锐，才能有利于智力的发展。一个行为迟钝的孩子是不可能学习超群的。

健走让心情完全放松

以放松心情为目的的健走，可以尝试一种紧张的步法——抬头挺胸的"皇室健走法"。

英女皇伊莉莎白在行程中，常有持续站立2小时以上的安排，因此小腿也不得不随时呈现紧张状态。令人感兴趣的是，她究竟如何维持惊人的活力呢？其实，就是靠敏捷的健走法来维持。这对女皇来说，是重要的训练内容之一，尤其是在炎热季节里，据说更具效果。

皇室健走法：要利落快步地健走。对上了年纪的人来说是有些辛苦，所以，不知不觉中常变成慢吞吞地健走，或是养成无精打采的健走姿势。因此，必须矫正姿势，抬头挺胸，干脆利落地健走。久而久之，自然而然地，腹部便不会再凸起。所以，并不是"过了四十岁，肚子就会跑出来"，而是与健走的方式有极大的关系。

Keep Walking

第五章

美貌星工厂

健走让你瘦身又塑体

··

　　苗条身材是很多女孩子的追求目标，但现在的情况却是胖子越来越多。胖子发愁，医生也发愁。久坐不动，摄入的脂类、淀粉过多地转变为脂肪贮存于体内，使人肥胖。久而久之，各大、小动脉管内壁将瘀积大量脂类，进而导致全身组织系统供血不足，加速前面所说各类疾病的发生。所以说，减肥瘦身不只是美的要求，也是健康的要求。

　　但是，减肥又是痛苦的，那么多的脂肪也不是一两天就可以消耗完。服药、节食、针灸、抽脂都可以达到一定的作用，但不管哪一样，都是很累人的！

　　其实，最好的办法就是提早重视，预防肥胖。除去遗传和偶然因素造成的肥胖外，剩下的就是日常生活习惯所造成，都是可以避免的。只要控制饮食，多做运动，就可以达到减肥瘦身的目的。

　　健走被称为"有氧运动王子"，是一项能增强体质、能呼吸新鲜空气，而且是成本最低的健身运动，只要习惯并持续进行，就能产生瘦身的效果。想瘦身的人，赶快来和"有氧运动王子"一起运动吧！

女性容易发胖的特殊阶段

◎青春期

女性进入青春期，卵巢和肾上腺开始发生机能性变化，产生雌多雄少两种激素，接着卵巢排卵又会合成孕激素，从而引发女性外在的形体变化，如增高迅速、乳房发育、体内脂肪增多、身体逐渐丰满，呈现明显的第二性征等。上述这一系列变化都是正常的，也是自然发育所不能跨越的现象。而必须注意的是，青春期肥胖对于性成熟、月经来潮并形成规律有着至关重要的作用，无须多虑，否则只是杞人忧天而已。

事实上，许多女性一发现变胖，便终日担心这种青春期肥胖会一发不可收拾，所以就一味苦苦地节食，久而久之造成了心理性厌食，营养严重缺乏。这对青春期的正常发育，乃至以后的正常生长，都是有百害而无一利的。

要想青春期得到健康正常的发育，必须依赖合理适时的饮食，但贪食、爱吃零食和甜食都应该避免。多注意运动锻炼和体力劳动，青春期肥胖是可以顺利度过的，除非个别特别肥胖的人除外，其他的人都无须大惊小怪地大兴减肥举动。

◎进入职场之后

在职场工作，尤其是坐办公室的人，常常很容易发胖，而且越努力工作的人，越容易长胖。主要原因是，过度忙于工作没有时间运动，而且据统计,73%的工作场所没有附设健身设施。在工作场所里,依赖电子邮件及网络和同事沟通,而懒得走到其他同事的办公室讨论公事,这都容易导致肥胖。另外,经常性的外食,更是发胖的主要原因。

因此,对于公司职员来说,应该利用中午休息时间到健身房运动,或是简单吃个自备健康午餐,然后外出散散步,对身体都有益,并能够控制体重。

有些人在面对职场压力时,时常以零食来应对,这种吃零食的发泄方法,也是导致肥胖的另一个重要原因。最好在上班时,放一瓶水在桌上,来取代吃零食的坏习惯,也是控制体重的好方法。

◎人工流产后

30%至40%的女性在做了人工流产后,体重平均会增加了5至7公斤。这种肥胖同正常的产后肥胖一样,在体内激素水准恢复正常后,多余的脂肪会自然消减,因此无须特地减肥。

对于人工流产后的肥胖,只要适当加以运动锻炼,并配以合理的正常饮食,自然会很快平息这一特殊阶段的发福。

◎病愈之后

大病初愈,均有一个自然康复的过程,此时食欲往往猛增,以往睡眠不佳者也常常卧床即寐。非重大的消耗性疾病,如外伤、节育手术、阑尾切除、子宫切除、卵巢切除等术后,若养得时间过久,饮食过剩,活动锻炼过少,体态便会丰满起来。

其实,吃好、休息好只是康复的基本条件,绝非唯一条件,切不可忽视运动对康复的积极作用。因此,病后食欲增强时,要注意控制饮食,还要多运动。

◎中年期

女性各年龄层肥胖人口比例

15 岁以前	15%
15 至 19 岁	14%
20 至 29 岁	18%
30 至 39 岁	33.8%
40 至 49 岁	28.1%
50 至 59 岁	56%
60 岁以上	很少

1.生理方面:人在 30 至 35 岁之间,各个器官的机能开始下降,如心脏的机能、呼吸系统的机能,而且相应器官的代谢也自然下降,热量消耗也会随之减少,由此积攒下来的脂肪,便会非常准确地住进腹、臀和大腿等处。

2.运动方面:人到中年,由于心理和现实层面的原因,脑力、体力劳动减少,郊游和运动量也减少,于是,热量消耗也随之减少,使得额外的热量转化成脂肪。

3.精神方面:人到中年后,包括事业、家庭、地位等各方面都趋于稳定和平静,更有许多人知命后随遇而安,自然优哉游哉,心宽体胖。这些都是由于精神作用于神经,神经作用于内分泌所造成的。

另外，人在失意、得意时，也都有可能引发肥胖，但只要从容地摆正心态，正常合理地饮食，并重视运动，就会远离肥胖。

瘦身机制

减肥瘦身的途径有两条，一是减少摄入，二是增加消耗。减少摄入就是要控制饮食，增加消耗就是要多参加运动。

健走是一项轻松、自由且很容易做的运动。相较于那些高强度、使人筋疲力竭的运动，这项运动只要每天走就行了。健走有助消耗热量，改善一天的新陈代谢，从而促进减肥。健走还可以促进消化液分泌，加快食物的消化和吸收，帮助新陈代谢系统维持正常工作。健走还能促使体内脂肪分解向机体供应能量，从而防止脂肪沉积，明显减少身体脂肪重量，减少体脂百分比，这些都有利于保持优美的体形。

减肥当然是为了有一个窈窕的身材，如果没有用正确的方法瘦身，就会伤害原本健康的身体。减肥是一个缓慢而持续的过程，千万不可以急于求成，速效减肥只会更快地伤害自己的身体，所以大家在减肥过程中一定要爱惜自己的身体！

瘦身健走姿势

如果真想苗条的话，还真得要下功夫。紧缩小腹、提肛、背部挺直、肩膀放松,这种健走姿势显得格外美丽。腰部有赘肉的人,可以在健走时多做些转腰运动,效果会更好。只要维持这种健走方式,肚子就会因此紧绷,对于预防臀部下垂也大有效果。

健走有助消耗热量,改善一天的新陈代谢,从而促进减肥。健走还可促进消化液分泌,加快食物的消化和吸收,帮助新陈代谢系统维持正常工作。健走还能促使体内脂肪分解向机体供应能量,从而防止脂肪沉积,明显减少身体脂肪重量,减少体脂百分比。

健走是运用到全身肌肉的基础运动,完全不需要特别的事前准备,正确健走姿势不仅让身体姿态优雅,走起路来不容易感到疲惫,还能达到运动效果,何乐而不为呢!

此外,还应加大健走的步幅。将健走作为一种减肥的运动,就不能像平常散步一样随便,要适当加大步幅,只有大步地向前走,才能更有效地运动到大腿的肌肉。健走时后脚跟要先着地,而不是整个脚底平放在地面上。将重心放在前脚,每跨出一步,前脚必须按照后脚跟、脚心、脚尖的顺序着地,这样健走,后脚跟会自然上提,腿的曲线就会变得紧实匀称。

还有研究证实,倒着健走最能够减肥。专家说,人体的结构原本只适应向前走,若一反常态,便需付出更大、更多的体能来行走,因此就会消耗更多能量,如此一来,不就能减肥了吗?经过实验证明,倒行比正向行进的氧气消耗量高 31%,心跳快 15%,血液中的乳酸含量也偏高。实验的同时还发现,反向行进能够强化大腿肌群。很显然地,出现这种生理改变的根本原因是,倒行增加了动作的难度,迫使人们消耗更多的氧气和热量。这种运动做起来简单,需时少而收效大,正是减肥者求之不得的。

正确的健走姿势

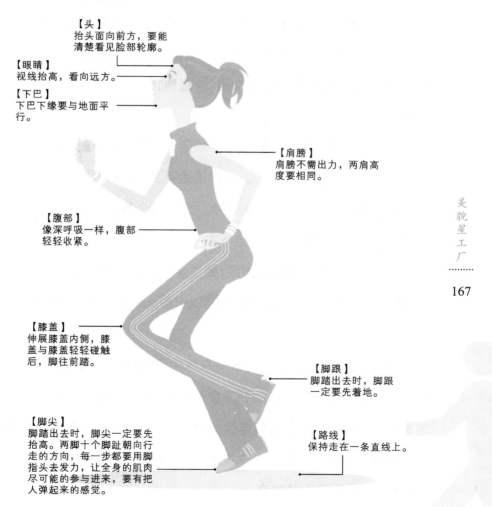

【头】
抬头面向前方,要能清楚看见脸部轮廓。

【眼睛】
视线抬高,看向远方。

【下巴】
下巴下缘要与地面平行。

【肩膀】
肩膀不需出力,两肩高度要相同。

【腹部】
像深呼吸一样,腹部轻轻收紧。

【膝盖】
伸展膝盖内侧,膝盖与膝盖轻轻碰触后,脚往前踏。

【脚跟】
脚踏出去时,脚跟一定要先着地。

【脚尖】
脚踏出去时,脚尖一定要先抬高。两脚十个脚趾都朝向行走的方向,每一步都要用脚指头去发力,让全身的肌肉尽可能的参与进来,要有把人弹起来的感觉。

【路线】
保持走在一条直线上。

瘦身运动量

要达到健身减肥效果的健走，首先必须掌握正确的方法，一定要做到"三定"：定时、定量、定强度。因为一种持续性运动的刺激，会使人体自身调节身体状态的"阀门"充分打开，保障锻炼有所收获。

"定时"，就是必须在每天的固定时间健走，这样身体就会去记忆，然后随之而调整，从而对控制血压、血脂、血糖、血黏稠及红血球品质等起到作用。

"定量"，就是指运动量要相对固定，不能一时心血来潮就多走些路，没有时间就放弃不走了。这样是达不到瘦身效果的。比如说，计划是每天走 3 公里或者走 30 分钟。定下这个量以后，就应该坚持地用这个距离或这个时间一直走下去。

"定强度"，就是强度要固定，要注意的是，并不是说强度越大就越好，要根据自身的身体情况来决定。以一般人的情况来说，中等偏高就可以了。

身体在运动时，首先消耗的是身体中已储存的糖类物质，一般从运动开始经过 20 分钟左右，脂肪才会开始燃烧，而在这之前，一直在提供能量的是糖分。因此，如果连续运动 20 分钟，却因疲劳就歇息了，那么，即将被燃烧的脂肪却无法被燃烧，就根本达不到减肥的效果。所以，这个时候千万不要放弃。

随着运动强度的增大，脂肪消耗得也就越多。但是，过于剧烈运动却会适得其反，因为它会影响身体从脂肪细胞获取能量的能力。健走的运动强度并不大，并能自我调节，所以可以很轻松地连续行走20分钟以上。虽然是一点一滴的运动，却能实实在在地燃烧脂肪，做到真正健康意义上的减肥。

所以说，健走减肥要想有成效，首先取决于健走的距离。无论运动强度大小，人体运动时最先被启用的供能物质是糖，脂肪消耗比例不大。以跑步为例，100米跑下来，脂肪消耗仅占2%；跑200米，脂肪消耗占5%至10%；跑5 000米，脂肪消耗占80%；跑10 000米，脂肪消耗达90%。所以，健走距离越长，脂肪的消耗就越多。因此，每次健走至少要走5至8公里，才能达到减肥的作用。

第二是健走的速度。因为速度也是影响脂肪分解的重要因素，时速10公里的健走，所消耗的热量是匀速散步（每小时2至3公里）的5至6倍。若以平均每小时走4公里的速度，每分钟就能消耗掉5卡热量，每小时就是300卡，若每天都这样做的话，一年便可以减重5至8公斤左右，而且不需要节食。健走速度的快慢，要视自己的年龄和身体状况而定，要依力所能及，循序渐进地提高速度。

第三是健走的时间。早晨空腹时即使快速健走1至2小时，消耗的脂肪也微乎其微；而晚餐后健走半小时，脂肪的消耗却明显增加。这主要是人体"生物时钟"决定的。研究显示，午餐后2小时健走40至60分钟，脂肪消耗最多，且能降低食欲，因而最利于减肥。

有人经过计算发现,如果把健走作为主要的运动方式,每天大约需要走 10 000 步才能达到运动的目的。当你选择爬楼梯作为自己的运动方法时,只需要从 1 楼爬到 30 楼(可以分次爬,如爬五层楼的楼梯六次,或四层楼的楼梯八次),一天的运动量就基本达到了。

从健康保健和减肥的角度来看,爬楼梯也是一项很好的运动和帮助减肥的方法, 当你用一般的速度爬楼梯时, 每十分钟大约要消耗 836 000 焦耳(200 千卡)能量,下楼消耗的能量大约是上楼的三分之一。爬楼梯消耗的能量比静坐多 10 倍,比散步多 4 倍,比游泳多 2.5 倍,比跑步多 23%,比打羽毛球多 94%。

塑身计划

你是不是很痛恨肚子上那日渐隆起的游泳圈? 可是又没有时间运动? 没有时间进健身房? 那么,请跟着我们的健走减肥计划一起来运动,让你的腹部重新变得平坦吧!

◎上班途中十分钟瘦身健走法

如果你的工作相当忙碌,家里的事情也不少,而且还有各种应酬,实在没有时间系统性地安排健身计划,也不要气馁,请好好运用你上下班途中、等车及搭乘公交车或捷运的 10 分钟,你就能变瘦哦!

1.甩包练手臂:女性外出的时候一般都会携带提包,在不妨碍别人的情况下，可以把它当成"微型运动器械"前后甩动，这种甩提包的动作可以锻炼手臂肌肉。但要注意，如果提包过重，就不要前后甩动了，不然不仅容易损伤肩关节，还可能打伤周围的人。

2.等车时的运动：在等车或等交通信号灯的一段时间里，你也可以利用这段时间进行收腹练习。将注意力集中在腹部，全力收紧，感觉好像让肚脐贴紧后背一样，坚持6秒钟后还原。如此反复这个简单的练习，只要有时间就做吧！

3.坐在交通车或捷运上：车上有座位时，你可以轻松地做做运动。腿呈90度摆好，脚跟固定不动，脚尖上上下下反复摆动，这个动作可以锻炼小腿肚的肌肉，让小腿线条更匀称。同时，坐着的时候还能够锻炼腹肌，双腿并拢，抬至离地面约5公分的高度，将腿悬空，尽量保持这个姿势，能坚持多久就坚持多久。

4.在公交车或地铁上如果没有座位，也没有关系，站着也能做很多小运动。用手拽住车上的吊环，时而用力握紧，时而放松，反复做，可以让手腕变细。或者手握住栏杆，一边数拍子，一边用力向内收腹，这种方法能有效紧缩腹部肌肉，使小腹慢慢缩小。

此外，最好利用好生活、工作中的每一步，去洗手间时的几步路要利用；上下楼时坚决放弃电梯；午休时绝不只是遛达遛达，心中时刻想着：我走的每一步都是在锻炼！

◎三周训练计划：步速达到每小时 8 公里

与其为自己制定一个不切实际的节食计划，还不如从简单的健走出发，对减肥更有效。

以每小时 8 公里或更快的步速计算，燃烧掉的热量和同等条件下跑步所消耗的热量是一样的。所以，只要坚持，减肥的目的就可实现。

按照步骤训练，经过三周，就可帮助你达到每小时 8 公里的健走速度，这也就意味着，你可燃烧掉 410 卡路里！而这个训练包括大量的技巧和练习，让我们从第一步开始。

★第一周：熟练技巧

在开始健走前，这一周里至少要做到下面的练习，以比平时速度慢的步伐，走大约 10 分钟。注意，在此之前不要忘了来 5 分钟的热身练习。

1.走直线：在跑道、大路或操场上，练习沿一条虚构的直线行走，你的双脚内侧沿着这条直线的外侧移动，这个技巧能帮助你发现一个较舒服的节奏，即使身体处于劣势的情况下，也可容易地进入状态。

2.交叉健走：仍然利用这条想象的线，通过沿直线两侧交叉移动双脚来锻炼臀部，这可迫使你习惯健走时的身体扭摆。另外，从臀部伸展你的腿，使骨盆交替向前，有助于迈出更大的步伐。

3.脚跟健走：用你的脚跟走路，脚趾离开地面，这会使你的小腿和胫骨得到伸展且变得强壮，这个动作可帮你提高撑离地面的力量，从而使你步伐强劲有力。

4.环绕手臂:使手臂慢慢向后环绕,接着向上举起,再从后环绕放下。这将帮助你放松胸肌、臂肌和后脊,使你能最大限度地摇摆臂膀。

★第二周:间隔训练

在做下列练习之前,仍然要进行 5 至 10 分钟的热身。

阶梯练习:这个训练最好在一条跑道上完成,以你最快的速度走完200 米,然后慢慢减速,直到心率恢复到每分钟 120 下,接下来,用最快的速度走完 400 米,然后逐渐慢下来,直到心率恢复正常。重复这个步骤,将距离拉长到 600 米,然后是 800 米,再将整个过程重复一遍,重复时,是从最长的距离开始,以最短的距离结束。

健走节奏:选择一个可重复的标识(如一盏路灯、一棵树等),用能做到的最快速度健走,直到抵达第一个目标,然后用慢一些的正常速度健走,抵达第二个目标,接着加速走完两个标识间的距离,再以慢速走完同等的路程。以此类推。

重复:如果你的目标步速是 12 分钟走 1.5 公里,那么就以该速度快步走 6 分钟,然后慢行 2 分钟,重复间隔练习 30 分钟。

★第三周:消耗热量

这里有两种燃烧热量的方法,选择其中一种练习即可。

1.交替间隔健走(燃烧 500 卡路里,需要持续 75 分钟):在 5 分钟的热身后，以 12 分钟走 1.5 公里的速度走完 4 公里，再以正常的速度走 10 分钟，然后再快速走完 4 公里，再以常速行走 10 分钟。

2.长距离的健走(燃烧 500 卡路里，需要持续 60 分钟)：在热身过程中，注意前文提到的技巧要点，然后用最快的速度(11 至 12 分钟走 1.5 公里)健走 1 小时。

> 利用好生活、工作中的每一步，去洗手间时的几步路要利用；上下楼时坚决放弃电梯；午休时绝不只是遛达遛达。心中时刻想着：我走的每一步都是在锻炼！

◎四周走跑交替：燃烧脂肪的绝妙组合

跑步者会在途中插入几个快走阶段，来缓和一下跑步给关节造成的冲击力，同样的，健走者也可以加上几次慢跑，来提高运动强度。

从本质上来说，跑与走有共同之处。二者在跨越同等的距离时，消耗的热量相等。但它们有一个重要的差别，就是时间，如果用 28 至 30 分钟跑完 4.8 公里，走就需要大约 45 分钟，这意味着，在消耗同等热量的前提下，走比跑要耗时更多。换句话说，在相同的时间内，跑比走能消耗更多的热量。虽然跑步效率较高，但并不一定适合每个人，原因就在它是属于高冲击力运动。

为了解决这个矛盾，发挥跑与走两种运动形式的长处，我们设计了这套走跑交替的锻炼计划。它不仅能节省时间，还可达到减肥去脂的效果,更重要的是,可以让你尽情享受户外运动的乐趣。

★第一周

星期一:走 8 分钟,两组快慢走循环。

星期三:中速走 15 分钟,三组走跑交替。

星期五:中速走 12 分钟,四组走跑交替。

★第二周

星期一:快速走 10 分钟,三组快慢走循环。

星期二:中速走 12 分钟,三组走跑交替。

星期四:中速走 8 分钟,五组快慢走循环。

星期六:走 10 分钟,五组走跑交替。

★第三周

星期一:中速走 8 分钟,五组走跑交替。

星期三:走 6 分钟,四组走跑交替。

星期四:走 10 分钟,六组走跑交替。

星期六:走 4 分钟,五组走跑交替。

如果体力允许,第五天增加一次 30 分钟中速走。

★第四周

星期一:走 4 分钟,五组走跑交替。

星期三:走 2 分钟,四组走跑交替。

星期四:走 8 分钟,六组走跑交替。

星期六:走 1 分钟,三组走跑交替。

如果体力允许,可增加一天训练,重复星期一内容。如果有一些特别的需要,这里有可供参考的办法:

1.只愿走路:可以利用一些技巧来提高走的强度。第一是加快步频,第二是大幅度摆臂,第三是走上坡路。在手腕或脚踝绑沙袋没什么用处。

2.只愿跑步:可以将走跑交替中的走换成慢跑,也可用上坡跑来代替速度跑。

3.很久或从未运动:需要 6 至 8 周时间来培养基本的有氧代谢运动能力。首先是一周二次快步走,每次 10 至 20 分钟,然后每星期每次增加 1 至 2 分钟,直到可以走 25 分钟,此时开始一星期走三次,继续加 1 至 2 分钟,最后,当你能一星期走三次 30 分钟,就可以开始上述计划了。

4.情愿在室内用跑步机:可以照搬室外计划,但不妨把跑步机提高 1%至 2%上坡,以弥补室外运动的空气阻力。

◎三级健走减肥训练计划

★初级健走训练计划：

基础阶段：这一阶段是健走训练的基础。每周健走 3 至 4 次。健走速度比散步快一些即可，健走的时间保证每次 15 至 20 分钟，然后慢慢提高健走速度和增加健走时间。

第一至二周：这个阶段重点训练健走姿势，肩膀放松，肩胛骨稍收缩，挺胸，收腹，每周健走 3 至 4 次。

第三至四周：应将速度提高 5% 至 10%。倘若你在 1 至 2 周内的健走速度为每小时 4.5 公里，便可将速度提高到每小时 4.7 至 5 公里。

第五至六周：可选择有小坡度的地方进行健走训练。

★中级健走训练计划：

第一至二周：间隔锻炼比例为 2 比 2（即快走 2 分钟，再慢走 2 分钟）。

第三至四周：间隔锻炼比例为 3 比 2（即快走 3 分钟，再慢走 2 分钟）或（快走 2 分钟，再慢走 1 分钟）。

第五至六周：间隔锻炼比例为 3 比 1（即快走 3 分钟，再慢走 1 分钟）。

★高级健走训练计划：

健走地点最好选择有坡度的地方。先健走上坡 2 分钟,心率为最高心律的 85%,然后下坡 2 分钟,使心律降至最高心律的 60% 至 65%。这种训练包含速度训练。健走一上一下,能减掉臀部和大腿的赘肉。

第一周：节奏略有变化的健走训练。以轻松的速度,如以每小时 4.8 公里的速度开始健走,这样心律约为最大心律的 65%,然后以比较快的步伐健走上坡,重复练习。

第二至四周:将健走速度提高至每小时 6.4 公里。

第五至六周:再将健走速度提高至每小时 7.2 公里。

减肥疑问

◎单用饮食控制,能有好的减肥效果吗？

要肥胖者在美味面前说不吃、少吃,都是件极为困难且不切实际的事。所以,通过每天保持定量的运动,来消耗多余的热量,反而有很大的现实性。对于那些不愿减少自己吃喝的肥胖者来说,如果每天能快步走上半个小时,也能防止体重的进一步上升。

研究结果证实,单单降低能量的摄入而不运动,并不是有效的减肥方法,而保持定量的运动,则有助于保持体重不继续上升。由于在 25 至 55 岁这个年龄段内，人们的体重一般有可能在一年的时间里增加

0.5 公斤。所以，这种通过运动防止体重继续攀升的做法，从累积效应的角度来讲，是十分可取的。而且，这种运动习惯一旦形成，会提高肥胖者的减肥意识，从而有利于他们在加强锻炼的同时，逐渐改变自己的饮食习惯。

◎长走有助减肥还是会增重？

健走可减肥，指的是可减少体内脂肪的堆积，而增重，则指锻炼后肌肉逐渐结实粗壮，增加肌肉的重量。因此，对肥胖的人来说，健走可使臃肿的身材减肥；对瘦弱的人来说，则能使其肌肉逐渐结实粗壮，增加肌肉的重量。

◎饭后散步有利于减肥吗？

"饭后百步走，活到九十九"，自古以来，人们就认为饭后散步是一种好习惯，而对想要减肥的人来说，更应养成这种习惯。

究竟何时散步对减肥更为有利？研究显示，饭后 45 分钟左右，以每小时 4.8 公里的速度散步 20 分钟，热量消耗得较快，这个时间散步有利于减肥。如果能在饭后 2 至 3 小时再散步一次，时间大约 20 分钟，那么，减肥的效果会更明显。

◎节食使体重短期下降有何弊端？

体重短期下降过快，会影响骨质密度，进而导致骨质疏松。不少都市女性过度追求苗条，在减去脂肪的同时，也减掉了骨量，年纪轻轻就患上骨质疏松症状。太瘦小的人尤其容易发生骨质疏松和骨质疏松性骨折，因此，保持适当的体重非常重要。

人身上适当的脂肪组织，能通过生化作用转化成雌激素等，可增加肠钙的吸收，促进骨的形成，进而防止骨质疏松。另外，体瘦的人脂肪组织和肌肉较薄，当发生摔倒或受暴力作用时，容易遭到骨折的危害。

健走给你一双美腿

美腿是女性们永不过时的话题,特别是在裙装当道的季节,更是不得不身体力行。对于整日坐在办公室的 OL 粉领族来说,最方便的美腿方法,莫过于"走"出美腿!

腿肥胖因人而异,有的人大腿胖,有的人小腿较粗。当你进行以全身减肥为目的的锻炼时,全身各个部位,包括大腿、小腿在内,都会得到减肥。能使腿部和臀部得到锻炼的最有效有氧健身运动,包括健走、骑车、越野滑雪、爬楼梯等等,其中对女性来说,可行性最强的,非健走和爬楼梯莫属了。

如果上班地点和家离得比较近,不妨提前几分钟出门,走路去上班。跑步也是消耗热量的好方法,但对于大腿很粗胖的人来说,却不是最佳选择。因为这些人会发现,跑步很艰难也很不舒服,就不愿意坚持下去,但采用行走与跑步相结合的方法就好得多了。当自己不感到艰难时,不妨适当增加跑步而减少行走。坚持一段时间下来,效果一定看得见。

如果可以挤出时间去游泳,不妨试一下"水中行走"。游泳是一项全身性有氧运动，但游泳对大腿的使用不是太多。如果想在游泳池中健美大腿，可以在浅水中行走，或者穿着救生衣（或套救生圈）在深水处行走。水的天然阻力，会使大腿得到强而有力的锻炼。这种锻炼效果是在马路上所得不到的。

要使用健走减肥法，需要重新开始"学健走"，而一般人惯用的健走方式，因为用力不对，美丽反而会离你越来越遥远。其实，健走不光是姿势问题，方式也非常重要。下半身粗大的人，一般走得很"沉重"，人未到，脚步声先到，不但造成鞋子的不正常磨损，腿部曲线也容易变成萝卜形。

健走瘦腿的正确姿势

1. 上半身挺直（注意姿势，不要前倾或后仰），吸气收小腹，把气停在胸腔的位置。

2. 以大腿的力量，将大腿轻轻抬起，带动小腿往前跨出步伐。切记，大腿一定要抬起来，这样步伐才不会沉重疲累，而是干脆的轻盈。

3. 跨步着地时，记得不要用脚跟或脚尖着地，要用"脚板中间的部位"着地才是正确的。这不但会让健走时，对双腿产生的压力减轻，更是穿高跟鞋必备的礼貌，因为这样可以让鞋跟着地所产生的不悦耳噪音降至最低。

4. 两脚交互跨出时，不一定要成一直线，只要各脚自然往前走即可。两手则放松垂下，自然摆动，看起来就很大方了。

穿上高跟鞋行走，是美腿的不错选择，但不宜走远路，否则容易对脚造成伤害。

几种特殊的健走方式

◎在办公室里"满脚"走

练习健走不是用两腿的力量，而是先把重心放在小腿，再练习"满脚"走，和顺着直线走，健走才会沉稳不轻浮。所谓"满脚"，并不是脚尖着地，而是整个脚掌都落地，以脚尖前伸出发，加上用小腹的力量，让腿部出力减弱，用力在小腹，自然会挺胸，整个人会变得轻盈。

◎上下班时甩手大步走

上下班也是塑身瘦身的大好时机，每天有两趟上下班的时间，不拿来塑身太浪费。这里希望大家都学会的健走方式是"甩手大步走"。好处在于可以瘦腰、瘦背、瘦臀，让手臂没有赘肉，也是最好的全身运动。

首先是收腹、抬头、挺胸、缩臀，让整个身体前倾约三至五度，但要注意，不要只让上身前倾。踏出脚来，步履尽量跨大，手要大幅甩动，做最大的运动，像女兵健走法，只是腿不必踢正步。散步时也可利用此法运动，如果甩手不挺胸，则像面条，软趴趴的，甩手又挺胸，自然会神气。

◎ "快走踢腿"瘦身法

现代人有较多机会在公园散步,但只有散步而已就太浪费了! 只要稍微调整散步方式,便可达到散步兼塑身的机会。散步的时候,可以增加踢腿、摆手的动作,并尽量大动作,放大步伐,走一段路之后用小急步走,觉得呼吸急促时,再慢慢改回大步走,如此交替地走,可以增加健走的耐力,像这样的走法,如果在公园行走半小时以上,用掉的卡路里可是不少。重点仍然是小腹用力,也就是用"小腹"走,才不会走出大粗腿,而且也可以细腰瘦身喔!

◎ 脚后跟健走法

先把手交叉枕在脑后,挺胸,只用脚跟着地,此时脚尖尽量向上抬起,要避免臀部翘起,刚开始脚跟也许会刺痛,这代表自己更需要做此运动,尤其对常穿高跟鞋的女性特别重要。用后脚跟健走的好处是,可以提臀、瘦小腹、瘦小腿,锻炼大腿的内侧肌,减少大腿内部的赘肉等等。

每天起床后或睡前,以脚后跟健走的瘦身法,所需时间很短,尤其适合忙碌的上班族,每次只要一分钟,真是再方便不过的减肥法。而且这种运动又有益健康,在这时间内,也可以放一段进行曲或"恰恰"的音乐,来加强健走的速度,又可以增加乐趣,就算多做一点也不觉得累。

以每天走 15 分钟路、流出汗水之速度来走看看,只要 3 周的时间,脚形应该会有所改变，直到习惯正确健走方法为止。每次走下来，腿的每个部位都会疼痛，可用淋浴按摩来减轻疼痛，并可消除双腿之浮肿，使疲惫的脚休息的方法是，用热水与冷水交互淋浴。将靠垫放在小腿肚的下面，垫高双脚睡觉，能有效消除脚部之疲劳。

很重要的一点是，切忌错误的"走"姿！虽然健走可以纤腿，可是姊妹们一定要注意，走姿一定要正确，如果坚持错误的走姿锻炼，可要适得其反了。

以下是错误的"走"姿：

1.踢着健走：踢着走时，身体会向前倾，健走时只有脚尖踢到地面，然后膝盖就一弯，脚跟就跟着往上一提。所以，健走时腰部很少出力，很像走小碎步一般。如果你有踢着走的习惯，小心整条腿变粗喔！

2.压脚走或踮脚尖走：双脚着地的时间比提脚走的时间长，走的时候身体重量会整个压在脚尖上，然后再抬起来。如果长久如此下去，会导致腿肚的肌肉越来越发达，那就会有讨厌的萝卜腿出现了。

3."内八字"走法：很多日本女人都是内八字走法，看起来是不是很可爱啊！可是你知道吗？这种"内八字"走法长久下来，可是会造成"O"形腿喔！

4."外八字"走法：如果你有"外八字"走法的习惯，那么请注意了。"外八字"走法会使膝盖向外，不仅没气质，腿形也会变丑，甚至产生"X"形腿。

如果想在游泳池中健美大腿,可以在浅水中行走,或者穿着救生衣(或套救生圈)在深水处行走。水的天然阻力,会使大腿得到强而有力的锻炼。

健走创造傲人丰胸

在腋下夹一张纸片健走，不失为一个健美胸部的好办法。如果坚持做这种练习，手臂和胸部的肌肉自然会发达起来。但是，为使肌肉保持柔软，健走时，不要忘记自然地摇摆手臂。

另外，还可以养成从高处取物时，迅速地收回肘的习惯，这样也可锻炼手臂的肌力。

Keep Walking

第六章

心灵鸡汤

行走的禅义

· ·

　　其实,健走就像瑜伽一样,是一种运动,更是一种生活方式,它让健身变成享受,在有趣的运动中回归自然,而且不受条件限制,可随时随地进行健身。

You Can Do it

　　以全然放松的状态小步健走,在唇边带着微笑缓步前行,打开心门来体会平和的感受。你将可以真正感受到自我所处的泰然状态。这样的脚步是世上最健康、最无忧的人的脚步,所有的烦恼忧虑可在你健走之中脱落。

　　学习以平和的心来到达自我解脱的方式健走。这并不难,只要有些许程度的专注,任何人都可以做到!

只是单纯的健走

行走的目的就是行走本身，重要的是走，而不是要到达什么目的地。行走也不是为了某种特定目的，其本身即是目的。每一步都是生命，每一步都是平和与喜悦。这就是为何我们无须急忙匆促的原因，这就是为何我们要放慢脚步的原因。虽然我们似乎是往前行走，但由于并非受到任何目标所牵引，因此实际上什么地方也没去，如此一来，我们便能在健走之中会心微笑了！

没有忧虑的步伐

在日常生活中，我们的步伐承担着很多的焦虑不安与忧惧。生命宛若一串连续不安感受之锁链，并因此使得我们的步伐失掉了其原本的泰然。健走便是学习回归安然悠闲地走。记得当你一岁大时，是以蹒跚摇摆的步伐行走的吧！现在，学习健走正是要你再次地学习如何行走。而在经过几个星期的实践后，你将能平和舒适地踏出一步步坚实稳重的步伐！

健走在净土上

假如你携着不安与忧惧的步伐行走在净土上,你将污染了净土,而破坏了其原有之清净！为了善待净土，你必须以平和无忧的脚步行走！

国王的印玺

选一条良好的路来练习健走,像沿着河畔、在公园中、在屋子顶楼的平台上、在树林中或沿着一道竹篱,这些地方都很理想,但并非绝对必须。

调慢步伐，将心专注在你的脚步上,并清楚觉知其中的每一个动作。以尊贵、平静与安适的心情向前直行。你踩在地上的每一个印记都要了了分明,要像国王颁布至尊的政令时所盖上的印玺般,来置放你踩在地面上的每一个脚步。如果你的脚步是平和的,那么你的世界也将拥有平和,而且只要能踏出一步平和的脚步,你就可以踏出两步,甚至一百零八步平和的脚步。

在健走时数息

　　在一次呼吸之间，计数你共走几步，来估算你呼吸的长度。当正常呼吸时，以比你平常健走更慢的速度来走，但也不能太过于慢。不要想掌握你的呼吸，以这样的方式走个几分钟，然后注意当你肺部充满气时共走了多少步，当你肺部的气全消时又走了多少步。如此，你的注意力将同时包括呼吸与步伐，你也同时觉知两者，其间之连结正是"数"，而你的微笑则会为你的步伐与呼吸带来平静与喜悦。

　　它将协助你保持你的注意力，且它本身也是注意的一个物件，经过几个钟头认真地练习后，你将发现，呼吸、数数、步伐及微笑这四者将融合在巨大且均衡的正念中。这正是实行行走时，将四者合而为一所制造出来的定静。

　　行走的目的就是行走本身，每一步都是生命，每一步都是平和与喜悦。这就是为何我们无须急忙匆促的原因，这就是为何我们要放慢脚步的原因。

速 度

如果调整一下健走速度，你数数的功夫会变得较为容易。呼吸或许无法长过三个步伐，或许仅能维持两步半而已。碰到这种情形，可以稍稍加快健走速度，让一次呼吸能包含三步；也可以放慢速度，让一次呼吸内只走两步。如此之后，便以这种新的速度来呼吸及数步。

在一次呼吸之间，计数你共走几步，来估算你呼吸的长度。如此，你的注意力将同时包括呼吸与步伐，你也同时觉知两者，其间之连结正是"数"，而你的微笑则会为你的步伐与呼吸带来平静与喜悦。

雨中健走乐趣多

　　健走，是通过腿、背、臂部等一些肌群交替收缩和放松的协调运动，呼吸得到加深，肺活量得以扩大，血液循环得以加速，使更多的氧气输入到大脑中去，起到一定的醒脑作用。专家研究发现，在雨中健走，特别是在细雨、小雨中健走，比在晴天时对人体健康更加有益。下雨时，雨可洗涤尘土污物，净化空气，使树更青、花草更艳。另外，在雨前残阳及在细雨初降时所产生的大量阴离子，素有"空气维生素"之美称，能让人神安志逸，不仅有助于降血压，消除紧张情绪，而且还能起到镇静、镇痛和止咳的作用。

　　面对细雨，也仿佛是在进行一场心灵的冷水浴，微凉的水气，让人神清气爽，耳目一新，疲劳顿消，愁烦俱除，享受生命在雨露中运动之乐趣，进而能促进新陈代谢，提高免疫力，杀灭体内的细菌和病毒，增强肌体对外界环境变化的适应能力。当然，雨中散步最宜在毛毛细雨及小雨天进行，为防止雨水淋湿衣服、踏湿鞋，散步时可打伞，或穿雨衣、雨鞋。

散步须"散"

"散"字的经典释义是没有约束,"步"字是行走时两脚之间的距离,散步的内涵在于一个"散"字:行动自由,思绪闲散,脚步逸散,像涓涓细流一样缓慢,像小鸟一样自由飞翔,像散文一样随意。

散步,是一种非常适宜老年人的健身运动,但要达到健身的目的,就必须做到三"散"。

脚步"散":可快,可慢;可进,可退;或重,或轻;或左,或右;走走,停停。不讲究步调一致,不讲究速度适中。信步,漫游。

体式"散":可昂首,可低眉;可甩膀,可袖手;可挺胸,可折腰;可扶杖,可凭栏;可远观,可近视。不必"行如风,坐如钟,立如松"。不要像练操,不要像工作,不要像会客或赴宴。哪种体式感觉舒服,就采取哪种体式,无规无矩,自然而然。

心情"散":这一"散"尤其重要,因为散步即散心。首先是思想自由,可以什么都不想,如入空门。荣辱得失,全抛到九霄云外,心静如止水。心仪花则观花,情钟草则抚草,目及情至,全凭兴趣。距离可远可近,愿回则回,暂不愿回,不妨多"散"几步,尽兴即可。

散步的内涵在于一个"散"字：行动自由，思绪闲散，脚步逸散，像涓涓细流一样缓慢，像小鸟一样自由飞翔，像散文一样随意。

冥　想

长时间的紧张脑力劳动,会使人精神疲劳、头昏脑涨、记忆力减退、注意力不集中。可以通过冥想或者深呼吸等放松性活动,达到三方面效果:一是可以引导出α脑波;二是可减少能量的消耗;三是可降低血中乳酸浓度,放松肌肉,放松大脑,因而可迅速消除疲劳,驱散压力,使人神清气爽。

现在流行的冥想主要有:

1.开放式冥想:冥想时心中不预作任何期待,完全以一种纯然空无的心态,去迎接任何进入心灵的新经验。因此,开放式冥想的基本方法是,开始静坐时,绝不将生活中任何烦恼的现实问题带入其中,而是先决定不做任何事,不想任何问题,不寻求任何答案,不企求任何目的。只需完全放松自己的肉体和心灵,不加任何控制,让它自行运作,自由流变。使自己的意识像飞鸟掠过天空,像波浪涌出海面一样的自然,随遇而安,只需保持感受,不加任何控制,如此,身心各方面即可获得静息。

2.专注式冥想:冥想时心无旁骛,将意识活动专注于眼前一个目的物，从而排除环境中一切外在刺激的干扰，借以达到暂时忘却自我、忘却一切烦恼、忘却外在世界的超脱境界。用来作为专注的目的物，可以是一瓶花、一炷香，可以是重复的一个单字、一种声音、抽象的图形，也可以是墙上的挂钟。

因此，用做专注或冥想的目的物，在性质上不宜太复杂，也不能太新奇。专注目的物的功能，只是因其存在而不致使人分心而已。借由对单一目的物的专注，冥想者可以将注意力从周围纷扰的环境中收敛回来，在无所思、无所惧的心态下，使右脑潜能发挥得淋漓尽致。

冥想是改善生活一种自然而不费力的技术，也是一种让人摆脱精神压力与情绪焦虑，从而获得完美、和谐、精力充沛、发挥潜能的生活艺术。长期练习，可以发挥个人的许多潜能。

冥想不一定非要关在屋子里想，你可以一边走一边想，关键是保持心态的平和和专注！